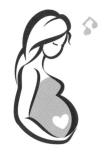

内分泌代谢疾病人群
优生优育500问

易群　张晋　冉兴无◎主编

四川科学技术出版社

图书在版编目(CIP)数据

内分泌代谢疾病人群优生优育500问 / 张晋等主编.
-- 成都 : 四川科学技术出版社, 2018.1
ISBN 978-7-5364-8941-7

Ⅰ.①内… Ⅱ.①张… Ⅲ.①内分泌病 – 病人 – 优生
优育 – 问题解答②代谢病 – 病人 – 优生优育 – 问题解答
Ⅳ.①R169.1-44②R58-44

中国版本图书馆CIP数据核字(2017)第328801号

内分泌代谢疾病人群优生优育500问

主　编　张晋等

出品人　钱丹凝

特约编辑　陈蜀蓉

责任编辑　杜宇

封面设计　梦幻四人组

责任出版　欧晓春

出版发行　四川科学技术出版社

　　　　　成都市槐树街2号　邮政编码　610031

　　　　　官方微博：http://e.weibo.com/sckjcbs

　　　　　官方微信公众号：sckjcbs

　　　　　传真：028-87734035

成品尺寸　170mm × 240mm

印　张　11.5　字数 170 千

印　刷　成都市火炬印务有限公司

版　次　2018年3月第 1 版

印　次　2018年3月第 1 次印刷

定　价　59.00元

ISBN 978-7-5364-8941-7

邮购：四川省成都市槐树街2号　邮政编码：610031
电话：028-87734035　电子信箱：sckjcbs@163.com

编委会名单

主　　编　易　群　乐山市人民医院院长、四川大学华西医院教授，
　　　　　　　　　　硕士研究生导师

　　　　　　张　晋　乐山市人民医院内分泌科主任医师

　　　　　　冉兴无　四川大学华西医院内分泌科教授，硕士研究生导师

副 主 编　冯　静　乐山市人民医院内分泌科副主任医师、硕士研究生

编　　者　肖　屹　乐山市人民医院内分泌科副主任医师

　　　　　　许　丹　乐山市人民医院内分泌科主治医师、硕士研究生

　　　　　　吕秋菊　乐山市人民医院内分泌科主治医师、硕士研究生

　　　　　　刘　欢　乐山市人民医院内分泌科住院医师、硕士研究生

　　　　　　李　慧　乐山市人民医院内分泌科主治医师

　　　　　　杨　琴　乐山市人民医院内分泌科主治医师

　　　　　　张知文　乐山市人民医院内分泌科主治医师

　　　　　　李毓林　乐山市人民医院儿科主任医师

　　　　　　王　俐　乐山市人民医院儿科主任医师

　　　　　　饶　睿　乐山市人民医院儿科主治医师

　　　　　　罗　晓　乐山市人民医院妇产科主任医师

　　　　　　许洪梅　乐山市人民医院产科主治医师、硕士研究生

插　　图　李雪峰　乐山师范学院美术学院视觉传达设计二班

　　　　　　梁维涛　乐山师范学院美术学院视觉传达设计二班

主编、副主编简介

易群 女，教授，四川大学华西医院呼吸科副主任，2015 年5月调任乐山市人民医院院长，四川省卫计委学术技术带头人；兼任中华医学会呼吸专委会肺血管疾病学组成员，四川省医师学会呼吸专委会常委，四川省医学会呼吸专委会常委，四川省医学会内科专委会常委，四川大学华西医院血管中心肺血管病诊治分中心主任，亚太血栓与止血学会会员。毕业于原华西医科大学医学系，2005年获日本山梨大学医学部医学博士学位。共发表论文五十余篇，其中发表SCI和MEDLINE收录论文25篇；参编11本医学专著。承担国家自然科学基金项目1项、国家教育部新教师基金项目1项、四川省科技厅应用基础科研基金项目1项、四川省科技厅科技攻关课题基金项目1项；指导四川大学大学生科学创新计划5项；参与国家自然科学基金资助科研项目2项；"11.5"、"12.5"国家科技支撑计划课题及其子课题的分中心负责人；参与并承担十一项国际和国内的GCP临床科研项目。

张晋 女，主任医师，乐山市人民医院内分泌科主任、大内科主任。毕业于川北医学院医学系，曾在四川大学华西医院内分泌科专科进修一年，内分泌专科工作二十余年。乐山市首届学术和技术带头人，兼任乐山市医学会内分泌专业委员会主任委员，四川省医学会内分泌暨糖尿病专业委员会常委，四川省医师协会内分泌代谢专科医师专业委员会常委；四川省预防医学会慢病管理分会常委，四川省及乐山市医疗技术鉴定专家库委员；主持和参与了多项临床科研项目并获奖，目前在研省市级科研项目四项，发表专业论文10余篇。组织了国家级、省级、市级内分泌方面的一系列活动。

冉兴无　男，主任医师，教授，硕士研究生导师，四川大学华西医院内分泌科内分泌科副主任，华西医院糖尿病足诊治中心主任，四川大学华西医院血管中心糖尿病周围血管病变分中心主任，四川省卫生厅第十批厅学术技术带头人，第十一批四川省学术技术带头人。兼任中国医师协会内科培训专业指导委员会副主任委员；中国老年保健协会糖尿病专业委员会副主任委员；中华预防医学会组织感染与损伤预防与控制专业委员会副主任委员；中华医学会糖尿病分会常务委员；中华医学会糖尿病分会糖尿病足病工作组组长；中华医学会创伤分会创面修复专业委员会委员；中国中西医结合学会周围血管疾病专业委员会创面及组织修复学组副主任委员；四川省医学会内分泌暨糖尿病专业委员会主任委员；四川省医学会糖尿病周围血管病变暨足病学组组长；西部精神医学协会内分泌暨糖尿病专业委员会主任委员；四川省医学会内科专业委员会常务委员兼代谢病学组组长；四川省医师协会内分泌代谢专科医师专业委员会副主任委员。至2015年11月，共主持四川省科技厅、四川省中医药管理局、国家卫计委以及国家自然科学基金13项，累计经费280万元；主持各种横向课题27项，累计经费478余万元；发表文章228余篇，主编或参编学术专著10余本；作为负责人获得四川省科技进步奖一等奖1项，3等奖1项，成都市科技进步奖3等奖1项；作为主要研究人员获四川省科技进步奖3等奖1项。

冯静　女、副主任医师、内分泌专业医学硕士。2005年毕业于重庆医科大学，主要研究方向：胰岛素抵抗和胰岛β细胞功能评估。主要擅长甲状腺、胰腺、肾上腺等多种内分泌腺体疾病的诊治，在肥胖、2型糖尿病并发症治疗方面有较深的造诣。兼任四川省医学会全科医师专委会委员，乐山市医学会内分泌专委会常委，先后在《中华内分泌代谢杂志》、《中国糖尿病杂志》等内分泌学科核心刊物上发病论著4篇，作为第一主研成功申请四川省卫生厅科研项目2项目并参与了省市级多项科研项目的研究。

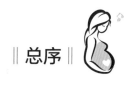

‖ 总序 ‖

改革开放以来，我国经济取得了快速发展，随着经济的发展，人们的生活方式及环境也发生了巨大的变化，加之二胎生产高峰的出现及高龄孕妇的明显增多，妊娠合并内分泌代谢疾病的群体明显增加，如妊娠期糖尿病、妊娠合并甲状腺功能亢进、妊娠合并甲状腺功能减退、肥胖合并妊娠、高血脂高血压合并妊娠等。此类患者的增多让内分泌科，围产医学科、儿科等临床科室的医疗服务需求面临巨大的挑战。

妊娠合并内分泌代谢疾病群体和普通内分泌代谢疾病群体既有一定的共性，也有较多的特殊性，如妊娠期糖尿病、妊娠合并甲状腺疾病的诊断标准及治疗控制目标均和非妊娠期不同；对孕妇的饮食、运动的管理也有其特殊性；药物的使用种类、安全性和剂量要求更高，既要保证孕妇的安全，更要防范药物对胎儿的不良影响。而且此类疾病群体最大的特殊性还在于孕妇的疾病控制是否良好与孕妇和胎儿的不良事件明显相关。因此临床医生必须做到对该类疾病早预防、早诊断、早治疗，并加强患者健康知识教育，让患者学会自我管理。

既往围产医学及内分泌领域在这一疾病群体的相关循证医学资料及指南较少，此类疾病的早期诊断率及合理治疗率较低。近年来，国际国内围产医学及内分泌领域在此方面做了大量的研究，有了更多的循证医学证据，制定了较多相关指南及专家共识，规范了妊娠合并内分泌代谢疾病的诊断、治疗及预防措施，我国还严格规定了作为必查项目的妊娠糖尿病及妊娠甲状腺疾病的筛查时间及项目，有效控制了临床漏诊漏治率，较大程度的降低了孕妇及胎儿的不良事件的发生。

目前，部分基层医院的的医务工作者及育龄期妇女对妊娠合并内分泌代谢疾病的认识仍然不足，延误了最佳的诊断及治疗时机，给孕妇及胎儿带来了不良结局，有些甚至给家庭幸福带来了不可弥补的影响。

我们查阅了大量书刊，发现目前国内此类疾病的孕前指导书籍较少。为此，在四川大学华西医院内分泌代谢病专家的大力支持和指导下，由我院内分泌代谢病专科牵头，联合我院产科、儿科编写了《内分泌代谢疾病人群优生优育500问》，希望在一定程度上弥补这方面知识的欠缺。

参与本书编写的专家均长期从事临床工作，有着丰富的临床经验和扎实的专科理论知识。编者结合本专业国内外最新指南、专家共识和专科专著的进展，同时融入了临床工作经验的结晶，用通俗易懂的方式把内容带给了读者，并且在本书的准备和编写过程中编委会反复集中讨论和修订，最终成功完成了本书的编写。希望本书带给妊娠期妇女及家属、基层内分泌科医师、产科医师和儿科医师一定的指导和帮助。同时我们也希望本书的出版引起更多的基层医生及育龄期妇女对这一领域疾病的高度重视，减少孕妇和胎儿的不良事件。

希望我们的书籍能给社会的发展、优生优育做出我们应尽的贡献。

谢谢！

乐山市人民医院院长 易辉

2016年10月

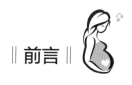

‖前言‖

随着生活方式的改变，代谢性疾病尤其是糖尿病已经成为危及人类健康的慢性非传染性重大疾病之一。在我国，成人糖尿病的患病率高达9.7%，即我国至少有9 400万成人糖尿病患者；此外，高血压、甲状腺疾病、高尿酸血症、高脂血症等也是我国常见的慢性非传染性疾病。内分泌代谢性疾病不仅对患者本身造成严重的健康损害，在内分泌代谢疾病的女性患者，这些疾病不仅导致女性健康损害，且在育龄期妇女，还会导致妊娠期多种并发症的发生，直接影响母亲的生命安全及胎儿的生长、发育和生命安全。如在2015年开始在翁建平教授领导下进行的卫生计生委公益项目"1型糖尿病疾病管理和控制与妊娠结局关系的研究"，其前期对近10年全国10城市住院1型糖尿病患者的妊娠结局的回顾性调查结果显示，我国1型糖尿病妊娠妇女妊娠结局不容乐观，其流产、死产高达30%左右。因此，加强内分泌疾病妇女围妊娠期的相关研究迫在眉睫。

近年来，随着我国二胎政策的开放，既往被认为高危妊娠的妇女明显增加，且这些妇女患代谢性疾病的概率大大增加，如果在围妊娠期不加以良好的处理，给"优生优育"带来极大的隐患，给家庭带来极大的痛苦，造成极大的社会负担。虽然，近年来，中华医学会糖尿病分会、内分泌学分会及围产医学分会出台了关于妊娠期糖代谢紊乱、甲状腺功能异常的诊治指南和共识，且在围妊娠期开始进行相应的筛查及治疗，但是仍有许多医务人员、广大的育龄期妇女对这些疾病的危害认识不足，导致诊断率低，合理的治疗低下，最终不可避免妊娠不良结局的发生。

内分泌代谢疾病妇女要达到"优育"，需要三项基本原则，即加强宣教、提高认识，预防不良结局的发生；早期诊断与专业化的处治以及围妊娠期的多学科合作。

预防不良结局的发生，就是在妊娠前或拟妊娠时，及时发现内分泌代谢疾病的危险因素并给予及时处理。这就要求广大的医务人员需要树立这种意识，同时需要全社会动员，宣传内分泌代谢疾病可能对妊娠造成的危害，提高广大民众的认知水平，从而从源头减少悲剧的发生。

对于已患内分泌代谢疾病的妇女，在拟妊娠时，应该寻求内分泌代谢专科医师的帮助，认真全面地进行评估，制定合理的诊治方案，使患者病情平稳以利于妊娠；在基层医务人员，如果该医疗单位不具备相应的诊治条件，应该及时转诊到有条件的上一级医院，这同样是对患者负责的表现和科学的态度；对于经过合理的处治，仍不符合妊娠的患者，应该建议放弃妊娠计划。

对于已经妊娠且患有内分泌代谢疾病的妇女，应该在内分泌代谢专科医师和产科医师的严密监护下，尽可能处理好相应的疾病，同时监测胎儿的发育状况，以避免妊娠不良结局的发生。

对于拟妊娠或已经妊娠的妇女，在寻求内分泌代谢疾病诊治以及胎儿的监护过程中，特别需要强调规范化，这是我们编写本书的目的。本书通过问答的方式，深入浅出的叙述了对于内分泌代谢疾病妇女妊娠相关的诊治、护理以及日常生活中需要的注意事项，使得广大的妊娠妇女能够早期认识其危险因素，及时的寻求专科医师的帮助，从而得到好的妊娠结局。

本书的作者都是长期从事内分泌代谢疾病、产科医学与新生儿诊治、具有较丰富临床经验的医务工作者。本书分为两部分，即代谢性疾病与妊娠以及内分泌疾病与妊娠内容，全书包括两篇，十章，共500个问答。在编写过程中，我们高度重视该书的普及性、实用性和可操作性，对于基层医院尤其是县级及其以下的医务工作者具有极大的帮助；同时，该书也适合有一定知识水平的民众，对于提高民众对拟妊娠期的知识，具有非常积极的意义。

我们相信，随着该书的出版，对于内分泌代谢疾病拟妊娠或妊娠相关知识的普及和技术推广，必将提高我国基层医务人员对于该病的诊治水平，改善妊娠内分泌代谢妇女的妊娠结局，从而造福于整个社会。

2016年10月

目录
C O N T E N T S

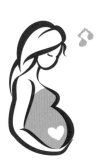

第一篇
妊娠与代谢性疾病

‖第一章‖ 代谢综合征基本概念

1. 人们常说的"三高"是什么?

所谓"三高",是指高血压、高血糖和高血脂同时存在于一个个体的疾病状态,是医学上备受重视的代谢综合征,目前也被人们广泛关注。

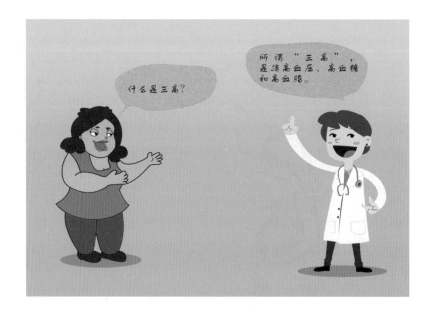

2. 什么是代谢综合征?

代谢综合征是一组以肥胖、高血糖、血脂异常以及高血压等聚集发病的临床症候群。

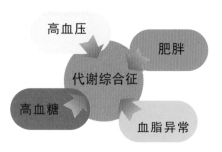

图1 代谢综合征示意图

脂蛋白胆固醇<1.04mmol/L（男）或<1.0mmol/L（女）。

以上具备三项或更多项即可诊断代谢综合征。

11. 黑棘皮症与胰岛素抵抗相关吗？

黑棘皮症是胰岛素抵抗所引起的皮肤改变，常发生在颈部、腋部、腹股沟、脐窝等皮肤皱折处，主要表现为皮肤灰褐色或黑色，皮肤增厚、粗糙呈疣状和小乳头状，触诊时似天鹅绒，这些临床表现可与多种疾病同时出现。如果黑棘皮症的这些表现与肥胖伴随出现则称为假性黑棘皮病，体重恢复正常后皮损可消失。

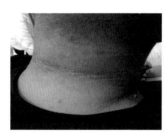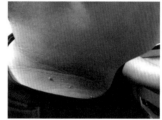

图3　黑棘皮症皮肤改变图

12. 胰岛素抵抗是怎样引起皮肤发生黑棘皮症样改变的？

胰岛素抵抗可以让身体产生高浓度的胰岛素，即高胰岛素血症，高胰岛素血症可引起血循环胰岛素样生长因子-1（IGF-1）升高，IGF-1升高与人体皮肤角化细胞生长有关，可导致皮肤过度角化，产生黑棘皮症样的皮肤改变。

（冯静　刘欢　冉兴无）

‖第二章‖　肥　胖

13. 什么是肥胖？

肥胖是指人体一定程度的体重超重与体内脂肪积聚过多而导致的一种状态，医学界将之定义为一种临床症状。

14. 什么是肥胖症？

肥胖症是指体内脂肪堆积过多和（或）分布异常、体重增加，是遗传因素、环境因素等多种因素相互作用所引起的慢性代谢性疾病。

1948年世界卫生组织将肥胖列入疾病的分类名单，肥胖被视为一种疾病，称之为肥胖症。

15. 肥胖发生的机制是什么？

肥胖发生的机制是由多种因素（遗传因素、环境因素等）导致人体能量的摄入超过能量的消耗，引起体内脂肪过多蓄积。

糖、蛋白质和脂肪是人体的三大营养物质，为人体提供能量。三大营养物质在人体内是可以转换的，多余的营养物质可转化为脂肪，作为身体能量物质的储备。如果长期有多余的脂肪组织沉积，身体就会逐渐出现肥胖，体重增加，脂肪组织还可以异常得沉积在身体器官，如肝脏、肌肉、心脏等，产生一系列的疾病。

16. 肥胖症发生的主要因素是什么？

肥胖症的发生与多种因素有关，主要有遗传、环境和社会因素。

家族中如果有肥胖的成员，尤其是父母、兄弟、姐妹等三级以内血缘关系亲属成员，就容易患肥胖症。

社会经济发展和社会物质的极大丰富导致了一些不良生活习惯的发

生，如长期久坐、运动量不足，大量饮酒、吸烟，过多摄入甜食、油炸食品、含糖分高的水果、夜宵等。这些不良生活方式和习惯均可使人体发生肥胖。

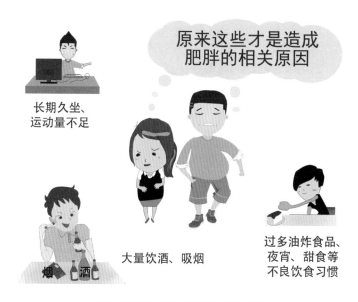

图4　肥胖相关常见不良生活方式图

17. 肥胖诊断方法的发展过程是怎样的？

早期的肥胖诊断方法主要用身高和体重来衡量，主要指标为理想体重和体质指数。

随着医学研究发展，发现脂肪异常沉积在腹部（即腹型肥胖）对人体健康的危害性更大。腹型肥胖主要以腰围来衡量，2013年版中国2型糖尿病防治指南中推荐采用体质指数和腰围两个指标联合诊断肥胖。

18. 理想体重和体质指数如何计算？

理想体重（kg）＝身高（cm）－105；体质指数（BMI，kg/m^2）＝体重（kg）÷身高的平方（m^2）。BMI是世界卫生组织（WHO）推荐的判断体重超重和肥胖的常用指标。

19. 以体质指数为指标如何诊断肥胖?

以体质指数为指标诊断肥胖,国际上不同地区和国家的诊断标准有差异,中国肥胖问题工作组制定的标准为:超重BMI 24~28kg/m²,肥胖BMI ≥28kg/m²。

20. 体质指数诊断肥胖有哪些注意事项?

体质指数诊断肥胖的注意事项有:

(1)肌肉与脂肪组织比例与一般人群有差别的个体,如肌肉特别发达的运动员或体育运动爱好者,其体质指数可能高估了肥胖程度;

(2)有体内明显水钠潴留疾病的患者,可表现为水肿、胸腔、腹腔、心包等积液,其体质指数可能高估了肥胖程度;

(3)老年人群、女性肌肉组织相对少,其体质指数可能低估了肥胖程度;

(4)腹型肥胖为主的人群用体质指数评估肥胖会低估肥胖的危害程度。

因此,在评估肥胖的程度和危害性时应该充分考虑上述因素的影响。

21. 什么是腹型肥胖?

腹型肥胖又称之为中心性肥胖,指过多的脂肪组织沉积在腹部(腹腔脏器和腹壁)。有腹型肥胖的人容易患高血压病、糖尿病、脂代谢异常、冠心病和脑卒中等心脑血管相关疾病。

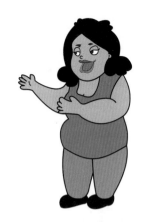

22. 腹型肥胖诊断标准是什么?

腹型肥胖诊断的指标有:腰围、腰臀比(腰围和臀围的比值),有文献采用腰高比(腰围和身高的比值)。中国肥胖问题工作组

图5 腹型肥胖示意图

采用腰围作为诊断标准：男性腰围≥85cm、女性腰围≥80cm即可诊断腹型肥胖。

23. 臀围怎么测定?

臀围的测定方法是：让受试者直立，两脚分开30～40cm，用没有弹性的软尺测臀部的最大周径，读数精确到毫米。

24. 腰围怎么测定?

腰围的测定方法是：让受试者直立，两脚分开30～40cm，用没有弹性的软尺，放在右侧腋中线胯骨上缘与第十二肋骨下缘连线的中点（通常是腰部的天然最窄的部位），沿水平方向围绕腹部一周，紧贴而不压迫皮肤，在正常呼气末所测得的长度，读数精确到毫米。腰围是目前公认的衡量脂肪在腹部蓄积程度最简单、实用的指标。

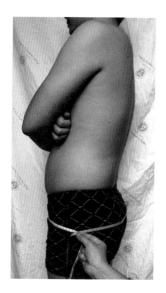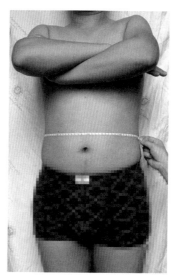

图6 腰围与臀围的测定方法图

注：测量腰围时身体立正，用手指压到肋骨与胯骨之间的柔软部位即腰围的位置，过此处水平环绕腰部一周，得出腰围大小；测量臀围时双腿并拢自立，软尺环绕臀部最突出处一周，得出臀围大小。

25. 什么是单纯性肥胖症?

单纯性肥胖症是指无特殊病因引起的肥胖,主要由进食过多、活动太少等不良生活方式引起,可能存在肥胖家族史。

26. 什么是继发性肥胖症?

继发性肥胖症是由某些疾病引起的肥胖,肥胖仅为这些疾病的临床表现之一,常存在内分泌紊乱或代谢紊乱。引起继发性肥胖症的疾病多为内分泌疾病,如库欣综合征(cushing综合征)、甲状腺功能减退症、性功能减退症、下丘脑及垂体的疾病等。

27. 肥胖症常合并哪些疾病?

肥胖症常合并的疾病有:高血压、糖尿病、血脂异常、冠心病、脑卒中、睡眠呼吸暂停综合征、多囊卵巢综合征、胆囊疾病、脂肪肝、骨关节病、痛风性关节炎以及超重和肥胖导致的社会和心理问题。

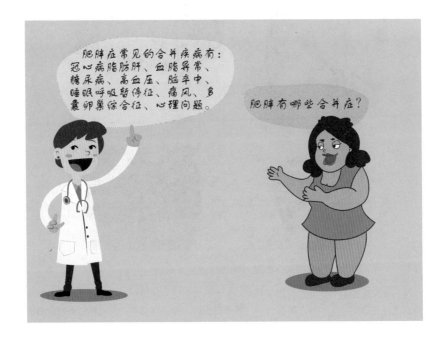

28. 肥胖症对妊娠有何直接不良影响？

肥胖症对妊娠的影响主要分为肥胖症直接造成的损害和肥胖症合并疾病所带来的危害。其直接危害主要为肥胖导致的心肺功能负担的增加、体重负荷的增加、手术切口尤其是剖腹产手术切口的液化、感染和不易愈合、不孕等。

（冯静 刘欢 吕秋菊 张晋）

‖ 第三章 ‖　多囊卵巢综合征

29. 成年女性出现肥胖、月经紊乱、痤疮及多毛正常吗？

出现上述症状时，不要粗心地认为这是"正常"，应及时到妇科门诊及内分泌专科门诊就诊，评估和完善相关辅助检查（如子宫及卵巢B超检查、性激素全套检查、肾上腺-垂体-下丘脑内分泌轴、性腺-垂体-下丘脑内分泌轴的功能评估，以及甲状腺功能等项目的检查），在排除上述妇科及内分泌疾病后，尚需进一步排除"多囊卵巢综合征"。

30. 卵巢的功能是什么？

卵巢是位于盆腔内的女性内分泌器官，其主要功能是分泌雌激素、孕激素，孕育卵泡和排卵。

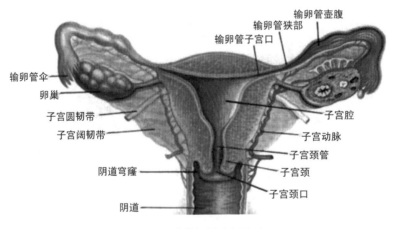

图7　卵巢解剖示意图

31. 什么是多囊卵巢综合征？

多囊卵巢综合征（PCOS）是育龄期妇女常见的一种内分泌代谢疾病。

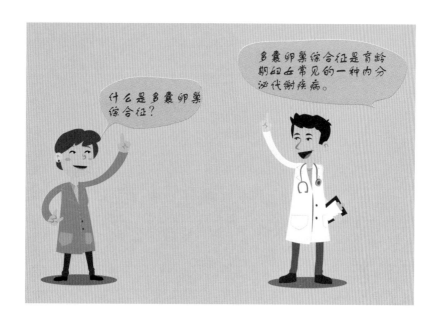

　　该病相关的内分泌及代谢失调包括：高雄激素血症、胰岛素抵抗、糖代谢异常、脂代谢异常、心血管风险增加。

　　临床常见表现为：月经异常（月经稀发、量少、闭经、功能失调性子宫出血）、不孕、痤疮、多毛、脱发、卵巢多囊样改变，可伴有肥胖、高血压、血糖增高等代谢异常。

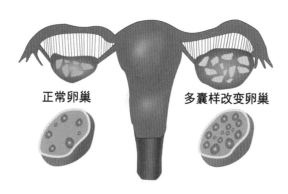

图8　卵巢多囊样改变病理示意图

32．多囊卵巢综合征与代谢综合征有何关系？

部分多囊卵巢综合征病人可以伴有肥胖、高血压、高血糖等代谢综合征的相关疾病，因为多囊卵巢综合征病人常存在胰岛素抵抗，胰岛素抵抗是多囊卵巢综合征主要发病机制之一，因此多囊卵巢综合征是代谢综合征的组成成分之一。

33．多囊卵巢综合征在非孕人群中的常见临床表现有哪些？

非孕人群多囊卵巢综合征常见临床表现有：

（1）皮肤改变：多毛、痤疮等；

（2）子宫内膜癌：部分多囊卵巢综合征病人长期存在月经紊乱，尤其是月经间歇期明显延长、甚至闭经，导致子宫内膜不能周期性的剥脱，增加患子宫内膜癌的机会；

（3）代谢综合征：部分多囊卵巢综合征病人可以出现体重增加、肥胖及代谢综合征（血糖、血脂异常和高血压）；

（4）抑郁：多囊卵巢综合征引起的皮肤外观改变、肥胖症、月经紊乱以及不孕，可引起病人出现焦虑抑郁情绪，甚至进展为焦虑症和抑郁症。

34．多囊卵巢综合征对妊娠的影响有哪些？

多囊卵巢综合征可能导致备孕失败、流产、早产、先兆子痫和妊娠糖尿病。多囊卵巢综合征病人生育的女孩是否会患多囊卵巢综合征目前尚无定论，一旦出现可疑临床症状，应及时到医院内分泌科和妇科随访。

35．多囊卵巢综合征如何诊断？

目前国内外关于多囊卵巢综合征的诊断标准尚不统一。

中国多囊卵巢综合征诊断标准为：

（1）稀发排卵或无排卵：月经稀少、闭经和子宫不规则出血；

（2）雄激素过多的临床表现和（或）高雄激素血症；

（3）卵巢多囊样改变。

上述3条中符合2条，并排除其他致雄激素水平升高的病因，包括先天性肾上腺皮质增生、Cushing综合征、分泌雄激素的肿瘤等，以及其他引起排卵性障碍的疾病，如高催乳血症，卵巢早衰和垂体下丘脑性闭经，以及甲状腺功能异常。

美国内分泌学会（AES）多囊卵巢综合征诊断标准（2006年）为：

具备以下3项中2项，并排除所有与多囊卵巢综合征临床表现类似的疾病：

（1）雄激素过多的临床表现和（或）生化表现：多毛、痤疮、雄激素性脱发，血清总睾酮或游离睾酮浓度增高；

（2）稀发排卵或无排卵：临床表现为闭经、月经稀发、初潮2~3年不能建立规律月经以及基础体温呈单相。月经规律并不能作为有排卵的证据；

（3）卵巢多囊样改变，即单侧或双侧卵巢体积大于10ml（排除卵巢囊肿和优势卵泡）；和（或）单侧卵巢有超过12个2~9mm的卵泡。

注：本指南推荐同时完善TSH、PRL和17-羟孕酮检查排除常见可以有相似临床表现的疾病。本标准适用于育龄期女性。

36．多囊卵巢综合征诊断中注意事项？

多囊卵巢综合征的诊断是排除性诊断，需要排除甲状腺病、高泌乳素血症、非典型先天性肾上腺皮质增生症、分泌雄激素的肿瘤、下丘脑性闭经、库欣综合征、原发性卵巢功能衰竭等疾病，必要时行全面体检排除其他疾病。

37．闭经的分类有哪些？

闭经分为原发性闭经和继发性闭经。

原发性闭经：年龄＞14岁，第二性征未发育；或者年龄＞16岁，第二性征已发育，尚无月经初潮，较少见。

继发性闭经：正常月经周期建立后，月经停止时间≥6月，较常见。

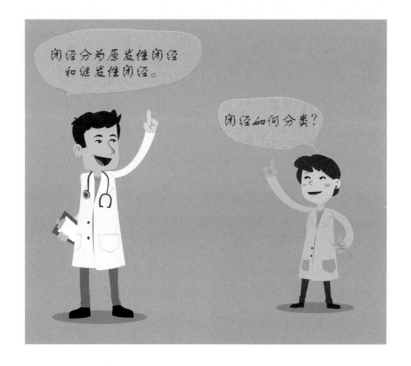

38．什么是不规则子宫出血？

不规则子宫出血是指月经周期、经期或经量无规律性。

39．什么是月经稀发？

月经稀发是指月经周期延长，超过35天至6月及每年大于3个月不排卵者。

40．多囊卵巢的超声检查方式应怎样选择？

因腹部超声检查结果欠可靠，多囊卵巢多选择经阴道超声检查，对于未婚、青春期女性患者宜选择经直肠超声检查。

41. 多囊卵巢超声检查诊断标准是什么?

多囊卵巢超声检查诊断标准是:

(1)单或双侧卵巢体积大于10ml(排除卵巢囊肿和优势卵泡,卵巢体积按0.5×长径(cm)×横径(cm)×前后径(cm)计算;

(2)单或双侧卵巢有超过12个2~9mm的卵泡。

符合一条即可。

42. 多囊卵巢综合征病人性激素测定项目有哪些?

疑有多囊卵巢综合征的病人,建议完善以下性激素检查项目:卵泡刺激素(FSH)、黄体生成素(LH)、泌乳素(PRL)、血雌酮(E1)、雌二醇(E2)、睾酮(T)、孕酮(P)。

43. 多囊卵巢综合征性激素异常有哪些表现?

多囊卵巢综合征病人性激素检查结果可能出现以下异常表现:

(1)血清总睾酮或游离睾酮水平增高(每个单位的检测设备应该建立当地正常育龄期妇女睾酮水平的正常值范围);

(2)LH水平增高,FSH水平正常或偏低,LH/FSH>2;

(3)其他可能出现的性激素水平异常:血E1升高、血E2轻度升高、血PRL轻度升高、血孕酮浓度与黄体期水平相当。

44. 多囊卵巢综合征病人的超声检查和性激素检查时机如何选择?

月经规律的多囊卵巢综合征病人行超声检查和性激素检查应在月经周期的3~5天完成。超声检查前应停用口服避孕药至少1个月。稀发排卵患者若有卵泡直径>10mm或有黄体出现,应在下个周期进行复查。

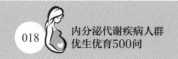

45. 多囊卵巢综合征如何分型？

表1　多囊卵巢综合征分型

分型依据	分　　型
有无肥胖	不伴有肥胖的多囊卵巢综合征病人、伴有肥胖的多囊卵巢综合征病人、伴有腹型肥胖的多囊卵巢综合征病人
有无合并代谢异常	不伴有代谢异常的多囊卵巢综合征病人、伴有糖耐量受损的多囊卵巢综合征病人、伴有2型糖尿病的多囊卵巢综合征病人、伴有代谢综合征的多囊卵巢综合征病人
临床表现是否典型	经典的多囊卵巢综合征病人（月经异常和高雄激素血症，有或无卵巢多囊样改变），无高雄激素血症的多囊卵巢综合征病人（只有月经紊乱和卵巢多囊样改变），经典的多囊卵巢综合征病人代谢障碍表现重

46. 多囊卵巢综合征病人的治疗依据是什么？

由于多囊卵巢综合征病人发病年龄不同，临床表现多样化，制定合理的就医诊断和治疗策略非常重要。主要根据发病年龄、有无合并月经紊乱、肥胖、代谢障碍及有无生育要求等因素来制定治疗方案和治疗强度。

47. 无生育要求的多囊卵巢综合征病人如何选择治疗策略？

表2　无生育要求的多囊卵巢综合征病人治疗策略选择

对　　象	治疗策略
无生育要求的青春期病人	如未合并月经紊乱、肥胖、代谢异常者，由于近期无生育要求，则无须立即治疗，但需要行相应的健康管理教育
无生育要求的育龄期病人、围绝经期及绝经期病人	重点是对肥胖、代谢障碍的管理和干预治疗，对于育龄期病人，如果月经严重紊乱，则应该维持正常月经周期，监测有无子宫内膜癌的发生

48. 多囊卵巢综合征病人意外受孕怎么办?

多囊卵巢综合征病人一旦意外受孕,如无特殊对胎儿不利的因素不要轻易选择终止妊娠,因多囊卵巢综合征病人的自然受孕率低,终止妊娠后难以再次受孕,若短期内无生育要求的病人应该注意避孕。

49. 多囊卵巢综合征病人自然备孕失败后需要做哪些事情?

多囊卵巢综合征病人自然备孕失败后应主要从以下几方面寻找原因:是否完善孕前相关检查;了解有无合并其他疾病和因素导致不能自然受孕;监测有无排卵;必要时丈夫也应行相关的孕前检查。

50. 育龄期女性如何了解有无排卵?

育龄期女性可以通过以下几种方式了解有无排卵:监测基础体温;B超监测有无优势卵泡的形成和排卵;月经后半期内孕酮的测定。月经规律不能作为有排卵的依据。

51. 什么是优势卵泡?

卵巢的卵泡在发育过程中分为原始卵泡、生长卵泡和成熟卵泡。卵泡在一个月经周期中逐渐长大成熟,每个月经周期中只有一个卵泡发育成熟,这个卵泡称为优势卵泡。卵泡成熟后逐渐突出卵巢表面,在排卵期形成排卵。在月经周期中动态B超监测卵泡的形态大小改变,可以了解是否存在卵泡成熟障碍。

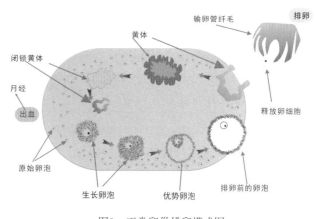

图9 正常卵巢排卵模式图

52. 什么是基础体温？如何监测？

人体在清醒又非常安静，不受肌肉活动、精神紧张、食物及环境温度等因素影响的这种情况，称之为基础状态，在该状态时测定的体温即基础体温。女性基础体温随着月经周期变化，在卵泡期较低，排卵日最低，排卵后升高，根据体温曲线，可了解有无黄体形成及黄体功能状态，估计有无排卵及排卵日期。测定方法：患者在早晨清醒后未起床前测体温，并将温度结果记录在坐标纸上，至少记录一个月经周期。

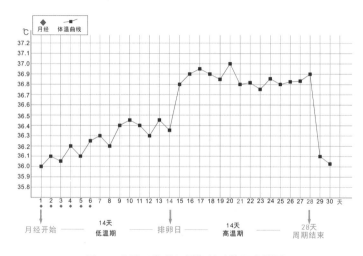

图10 女性正常月经周期基础体温曲线图

53. 多囊卵巢综合征患者糖代谢异常的诊断方法是什么？

部分多囊卵巢综合征病人合并代谢异常，糖代谢异常是最常见的代谢异常，需要用75克无水葡萄糖做口服葡萄糖耐量试验（OGTT）明确有无糖代谢异常（详见84题）。

54. 多囊卵巢综合征病人的主要治疗原则是什么？

多囊卵巢综合征病人治疗主要治疗原则为：①调整月经周期治疗；②纠正高雄激素血症治疗；③改善胰岛素抵抗和糖代谢异常治疗；④促排卵治疗。

55. 多囊卵巢综合征病人调整月经周期治疗有什么意义？常用治疗药物有哪些？

调整月经周期治疗可以保护子宫内膜、减少子宫内膜癌的发生。常选用的药物有短效避孕药和短效孕激素。短效孕激素治疗尚可减慢黄体生成素脉冲式分泌频率，在一定程度上降低雄激素水平。

56. 多囊卵巢综合征病人高雄激素血症常用的治疗方案有哪些？

各种短效口服避孕药均可以使用，以复方醋酸环丙孕酮（达英35）为首选。它可以抑制垂体黄体生成素的水平，抑制卵泡膜细胞雄激素的生成。高雄激素血症伴皮肤痤疮病人治疗疗程3月，高雄激素血症伴多毛治疗疗程6月，但疗效不持久，停药后病情可复发。

57. 多囊卵巢综合征病人改善胰岛素抵抗的常用药物是什么？哪些病人需要治疗？

多囊卵巢综合征病人改善胰岛素抵抗治疗的常用药物是二甲双胍，由于噻唑烷二酮属于妊娠C级药物（动物研究对胎儿有害，无孕妇研究结果），因此不采用。在二甲双胍治疗指征方面，不同指南和专家共识稍有差异，目前主要治疗指南/专家共识有以下几种：

表3　多囊卵巢综合征使用二甲双胍的主要治疗指南/专家共识

主要治疗指南/专家共识	意　见
中国的专家指南及共识	合并肥胖和胰岛素抵抗的多囊卵巢综合征病人采用二甲双胍治疗
2010年ESHRE/ASRM	只有合并糖耐量减低的多囊卵巢综合征病人采用二甲双胍治疗
2013年美国内分泌学会多囊卵巢综合征诊疗指南	①将二甲双胍定为辅助用药，用于体外受孕病人预防卵巢过度刺激综合征；②合并糖耐量减低或代谢综合征的病人，单纯生活方式调节无效时可以使用；③不能服用和不能耐受激素避孕药的病人，可将二甲双胍作为调整月经治疗的二线药

注：ESHRE：欧洲人类生殖及胚胎学会；ASRM：美国生殖医学学会

综上所述，我们建议对合并超重、肥胖、糖耐量减低或糖尿病、代谢综合征、高胰岛素血症、月经失调、体外受孕患者术前准备期间，若无服药禁忌证、生活方式调节治疗无效的多囊卵巢综合征病人可以采用二甲双胍治疗。因二甲双胍治疗适应证仅限于糖尿病病人，所以在我国需与病人做充分医患沟通并签字同意，经医院伦理委员会通过后方可使用。

58. 哪些多囊卵巢综合征病人需要促排卵药物治疗？

若多囊卵巢综合征病人近期有妊娠需求，且夫妇双方经过一段时间积极准备，仍不能成功受孕，应该到生殖专科评估夫妇双方情况。如果生殖专科医师评估结果为无排卵或排卵障碍者，可行促排卵治疗。

59. 多囊卵巢综合征病人促排卵治疗的常用药物有哪些？

常用的促排卵治疗的药物有：

（1）一线促排卵药物：枸橼酸氯米芬

（2）二线促排卵药物（促性腺激素）：常用的促性腺激素有人绝经期促性腺激素、高纯度的促卵泡激素和基因重组促卵泡激素；适应症：对枸橼酸氯米芬耐药的无排卵的不孕病人，同时已除外其他不孕原因；禁忌征：血清中促卵泡激素水平升高的卵巢性无排卵患者禁用。

60. 多囊卵巢综合征病人促排卵治疗的注意事项有哪些？

（1）促排卵治疗药物不能滥用和盲目使用，病情评估和治疗的实施均应由生殖专科医师来完成。

（2）患者在接受促排卵治疗前必须充分了解治疗方案的利弊，定期按照专科医师的安排行盆腔超声检查及雌激素监测。

（3）接受促排卵治疗的病人需了解服药治疗期间的反应是否正常，哪些是可能发生的药物副作用和不良反应，以便及时到医院复诊。

（4）促排卵治疗应在具备以下条件的专科医院或综合医院生殖专科完成。①能测定性激素水平。②具备B超胚胎监测技术（监测多胎和胎儿发育异常）。③具备处理卵巢过度刺激综合征和减胎技术。

61. 腹腔镜下卵巢打孔术促排卵治疗的机制是什么？

腹腔镜下卵巢打孔术是一种微创手术治疗，此种促排卵治疗的机制为：破坏产生雄激素的卵巢间质，间接调节垂体–卵巢轴，使血清黄体生成素及睾酮水平下降，增加受孕机会，并能降低流产的风险。

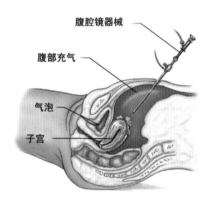

图11　腹腔镜下卵巢打孔术示意图

62. 腹腔镜下卵巢打孔术治疗适合哪些多囊卵巢综合征病人？

适合腹腔镜下卵巢打孔术治疗的多囊卵巢综合征病人为：

（1）对枸橼酸氯米芬抵抗、因其他疾病需腹腔镜检查盆腔、不能按照专科医师的要求完成促性腺激素排卵治疗的相关复诊病人。

（2）建议选择BMI≤34 kg/m^2，黄体生成素＞10U/L，游离睾酮水平高的患者作为治疗对象。

63. 腹腔镜下卵巢打孔术治疗可能面临的问题有哪些？

腹腔镜下卵巢打孔术本身是一种手术治疗，且对卵巢有破坏作用，因此选择该治疗方法可能出现以下问题：促排卵治疗无效、盆腔粘连、卵巢功能低下等。

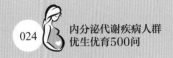
64. 什么是体外受精-胚胎移植治疗？多囊卵巢综合征病人哪些可以选择该方法治疗？

　　体外受精-胚胎移植治疗就是人们常说的"试管婴儿"，这种治疗方法对医疗条件和技术要求高，只有在辅助生殖专科医院才能完成。不能自然受孕的多囊卵巢综合征病人，经药物促排卵治疗若仍不能成功受孕，可以在专科医师的指导下选择该治疗方法受孕。选择该方法受孕的夫妇需到有资质条件的医院和机构治疗。

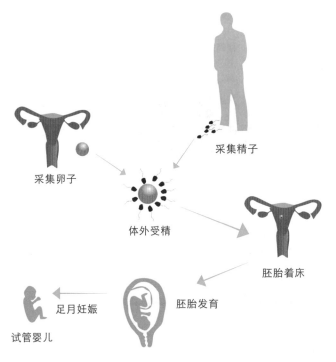

图12　体外受精与胚胎移植技术示意图

（冯静　冉兴无　刘欢　许丹）

‖第四章‖　妊娠合并高血糖

第一节　基本概念

65．什么是血糖?

在通常情况下，血糖是指血清或血浆中的葡萄糖含量，以mmol/L或mg/dl为单位（1mmol/L=18mg/dl）。

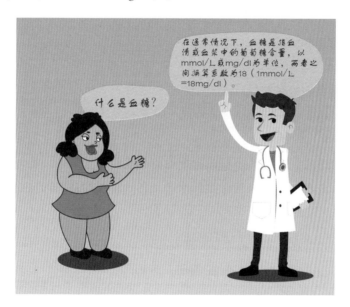

66．什么是空腹血糖、随机血糖及餐后血糖?

空腹血糖是指空腹状态下的血糖，空腹状态是指至少8小时未进食热量。

随机血糖是指不考虑用餐时间，一天中任意时间的血糖，与上次进餐时间及食物摄入量无关。

餐后血糖是指进食后的血糖水平，包括餐后1小时、餐后2小时、餐后3小时，以进餐第一口开始计算时间。

67．有诊断和监测意义的血糖时点有哪些？

非孕人群有诊断意义的血糖时点是空腹血糖及餐后2小时血糖，妊娠妇女有诊断意义的血糖时点是空腹血糖、餐后1小时、餐后2小时。

68．有监测意义的血糖时点主要有哪些？

有监测意义的血糖时点主要有三餐前血糖、三餐后2小时血糖、睡前血糖、凌晨3点血糖。

69．非孕期正常血糖值是多少？

非孕期正常血糖值是空腹静脉血浆葡萄糖<6.1mmol/L，糖负荷后2小时血糖<7.8mmol/L。

70．糖化血红蛋白是什么？

糖化血红蛋白（HbA1c）是血液中葡萄糖或其他糖与血红蛋白的氨基发生非酶催化反应的产物，有a、b、c三种，其中以HbA1c最为主要。血糖控制不良者HbA1c升高，并与血糖升高的程度相关。HbA1c能与血糖测定相互补充，全面判断糖尿病的控制情况。标准检测方法下的HbA1c正常值为4%~6%。

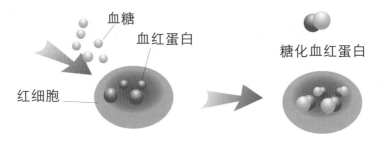

图13　糖化血红蛋白示意图

71．检测糖化血红蛋白的意义是什么？

红细胞在血循环中的寿命约为120天，因此糖化血红蛋白反映的是近

8～12周内总的平均血糖水平，在临床上已作为评估长期血糖控制状况的金标准，也是临床决定是否需要调整治疗的重要依据。

72. 果糖胺是什么？

果糖胺是血浆蛋白（主要是白蛋白）与血液中葡萄糖发生糖化反应形成，其形成的量与血糖浓度相关。白蛋白在血中浓度稳定，其半衰期为19天，故果糖胺能反映病人近2～3周内总的血糖水平。

73. 果糖胺的检测适合哪些病人？

对于有急性代谢紊乱如糖尿病酮症酸中毒等的糖尿病病人、胰岛素强化治疗以及糖尿病合并妊娠等尤为适合。它也适用于血红蛋白病和镰状细胞贫血的病人。

74. 血糖和糖化血红蛋白有怎样的关系？

血糖反映的是抽血时的即刻血糖水平，糖化血红蛋白反映的是近8～12周内总的平均血糖水平，好像高速公路上的汽车，血糖相当于汽车通过测速点时的速度，糖化血红蛋白相当于区间平均速度。

表4　糖化血红蛋白和平均血糖关系对照表

HbA1c（%）	平均血浆葡萄糖水平［mmol/L（mg/dl）］
6	7.0（126）
7	8.6（154）
8	10.2（183）
9	11.8（212）
10	13.4（240）
11	14.9（269）
12	16.5（298）

（肖屹　冉兴无）

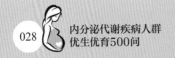
75. 什么是空腹血糖调节受损？诊断标准是什么？

空腹血糖受损（IFG）是指空腹血糖高于正常但低于糖尿病诊断标准，即6.1mmol/L≤空腹静脉血浆血糖（FPG）＜7.0mmol/L，糖负荷后2小时血糖（2hPG）＜7.8mmol/L。

76. 什么是糖耐量减低？诊断标准是什么？

糖耐量减低（IGT）是指个体的葡萄糖耐量试验后血糖水平超过正常范围，但低于糖尿病的诊断标准，即FPG＜7.0mmol/L，2hPG在7.8～11.1mmol/L。

77. 什么是糖调节受损？

葡萄糖调节受损是指介于正常葡萄糖稳态调节与糖尿病之间的代谢中间状态，包括空腹血糖受损和糖耐量减低，也称为糖尿病前期。虽不是糖尿病病人，但血糖高于正常人，可能发展为糖尿病病人。

78. 什么是糖尿病？诊断标准是什么？

糖尿病是一组由多病因以慢性血糖水平增高为特征的代谢性疾病，是由于胰岛素分泌和（或）作用缺陷所引起。

表5　糖尿病诊断标准（WHO 1999年）

诊断标准	静脉血浆葡萄糖水平（mmol/L）
（1）典型糖尿病症状（多饮、多食、多尿、体重下降）加随机血糖检测	≥11.1
或加上	
（2）空腹血糖检测	≥7.0
或加上	
（3）葡萄糖负荷后2小时血糖检测	≥11.1

注：无糖尿病症状者，需改日重复检查

表6　糖代谢状态分类（WHO 1999年）

糖代谢分类	静脉血浆葡萄糖（mmol/L）	
	空腹血糖	糖负荷后2小时血糖
正常血糖	<6.1	<7.8
空腹血糖受损（IFG）	6.1～7.0	<7.8
糖耐量减低（IGT）	<7.0	7.8～11.1
糖尿病	≥7.0	≥11.1

79. 指尖血糖能诊断糖尿病吗？

指尖血糖不能作为糖尿病的诊断标准。指尖血糖受很多因素的干扰，不能完全与静脉血浆葡萄糖的结果吻合，而诊断糖尿病的标准为静脉血浆葡萄糖，故不能将指尖血糖作为糖尿病的诊断标准。

指尖血糖虽不能作为糖尿病的诊断标准，但可以作为监测糖尿病病人血糖控制程度的重要措施之一。采用便携式血糖仪进行指尖血糖检测，取血量少，操作方便，适合病人完成自我血糖监测。

80. 血糖升高就是糖尿病吗？

血糖升高不一定是糖尿病。由于影响血糖的因素很多，比如某些药物、急性感染、创伤或其他应激情况下均可出现暂时性血糖升高，若没有明确的糖尿病病史，不能以此时的血糖值诊断糖尿病，须在应激消除后复查确定是否有无糖尿病。另外，瞬时血糖检查结果具有一定波动性，故不能仅凭一次血糖测定结果诊断糖尿病。

81. 尿糖阳性就是糖尿病吗？

尿糖阳性只是提示血糖水平超过肾糖阈值（约10mmol/L），尿糖是否阳性取决于血糖及肾糖阈值。比如，妊娠期肾糖阈降低时，虽然血糖正常，尿糖可阳性。故而尿糖阳性只能提示可能是糖尿病，尿糖阴性也不能排除糖尿病。

尿糖的测定受多种因素的影响：如某些肾脏疾病、大量进食、运动、尿路感染、妇女月经期和妊娠等情况；某些具有还原性的药物也会使尿糖试纸变色，造成尿糖高的假象，如维生素C和水杨酸盐等。

82. 糖化血红蛋白能作为糖尿病诊断标准吗？

目前我国不采用糖化血红蛋白（HbA1c）诊断糖尿病。2016年美国糖尿病学会(ADA)指南将HbA1c≥6.5%作为糖尿病诊断标准之一。但鉴于HbA1c检测在我国尚不普遍，检测方法的标准化程度不够，测定HbA1c的仪器和质量控制尚不符合用HbA1c诊断糖尿病的标准要求。故2013年中国2型糖尿病防治指南仍不推荐在我国采用HbA1c诊断糖尿病。但对于采用标准化检测方法，并有严格质量控制，正常参考值在4.0%~6.0%的医院，HbA1c≥6.5%可作为诊断糖尿病的参考。

83. 什么情况需做口服葡萄糖耐量试验（OGTT试验）？

OGTT试验是检查人体血糖调节功能的一种方法，是诊断糖尿病和糖耐量减低的主要方法。以下情况需做OGTT试验：

（1）血糖高于正常范围而又未达到诊断糖尿病标准时，需做OGTT试验。

（2）无糖尿病症状者，但一次检查发现血糖高，需改日做OGTT试验以确诊是否患有糖尿病。

（3）做流行病学调查或高危人群筛查时也需做OGTT试验，比如孕妇均需筛查。

84. OGTT试验的方法是什么？

OGTT试验的方法如下：

（1）晨7~9时开始，受试者空腹（8~10小时后）在前臂采血测静脉血浆葡萄糖，采血后口服溶于300ml水内的无水葡萄糖粉75g，如用1分子水葡萄糖则为82.5g。儿童则予每千克体重1.75g，葡萄糖总量不超过75g。糖水在5分钟之内喝完；

（2）从喝糖水第1口开始计时，于服糖后2小时在前臂采血测静脉血浆葡萄糖；

（3）试验过程中，受试者不喝茶及咖啡，不吸烟，不做剧烈运动，但也无须绝对卧床；

（4）血标本应尽早送检；

（5）试验前3天内，每日碳水合物摄入量不少于150g。试验前停用可能影响OGTT的药物如避孕药、利尿剂或苯妥英钠等3～7天。

85. 哪些药物会影响血糖结果？

除了各种应激因素外，某些药物对血糖的影响很明显。

表7　影响血糖变化常见药物

影响血糖的常见药物	血糖变化情况
促甲状腺激素释放激素、促肾上腺皮质激素、促生长激素、甲状腺激素、糖皮质激素、儿茶酚胺、可乐定、可的松、咖啡因、呋塞米、噻嗪类利尿剂、吲哚美辛（消炎痛）、胰高血糖素、生长抑素、异烟肼、口服避孕药、酚妥拉明、三环类抗抑郁药和苯妥英钠等	血糖升高
乙醇、单胺氧化酶抑制剂、甲巯咪唑、保泰松、对氨水杨酸类、丙磺舒、普萘洛尔和磺胺类药物等	血糖下降

86. 糖尿病的典型临床表现有哪些？

糖尿病的典型临床为"三多一少"，即多饮、多食、多尿和体重减轻。还可伴有视力模糊，皮肤瘙痒等。但有些病人没有任何症状，仅于体检或偶然发现血糖升高。所以不能仅根据有无症状诊断或排除糖尿病，需要通过检查静脉血浆葡萄糖诊断糖尿病。

87. 糖尿病分为哪几型？

1999年WHO根据病因学证据将糖尿病分为以下4大类型：1型糖尿病

（T1DM）、2型糖尿病（T2DM）、妊娠糖尿病（GDM）和特殊类型糖尿病。

T1DM、T2DM和GDM是临床常见类型。T1DM和T2DM的病因和发病机制尚不完全清楚，特殊类型糖尿病病因相对明确。临床上应注意寻找糖尿病的可能病因。

88. 1型糖尿病有哪些特点？

1型糖尿病病人胰岛 β 细胞破坏，常导致胰岛素绝对缺乏。特点如下：①发病年龄通常小于30岁；②起病迅速；③中度至重度的临床症状；④明显体重减轻；⑤体型消瘦；⑥常有自发酮症或酮症酸中毒；⑦空腹或餐后的血清C肽浓度明显降低或缺如；⑧出现自身免疫标记：如谷氨酸脱羧酶抗体（GADA）、胰岛素抗体（ICA）、人胰岛细胞抗原2抗体（IA-2A）等。

89. 2型糖尿病有哪些特点？

T2DM是以胰岛素抵抗为主伴胰岛素分泌不足，或以胰岛素分泌不足为主伴胰岛素抵抗。

约95%糖尿病病人为T2DM，常有家族史。T2DM可发生在任何年龄，但多见于成人，常在40岁以后起病；多数病人发病缓慢，症状相对较轻，半数以上病人无任何症状。不少患者因慢性并发症、合并病或仅于健康检查时发现。很少病人发生自发性糖尿病酮症酸中毒（DKA），但在感染等应激情况下也可发生DKA。

T2DM病人不需胰岛素治疗的阶段一般较长，但随着病情的进展，胰岛 β 细胞功能逐渐衰退，有相当一部分病人需用胰岛素控制血糖、防治并发症或维持生命。

表8 1型和2型糖尿病的鉴别要点

鉴别点	1型糖尿病	2型糖尿病
起病	急性起病，症状明显	缓慢起病，症状不明显
临床特点	体重下降、多尿、烦渴、多饮	肥胖、较强的2型糖尿病家族史、有高发病率种群、黑棘皮病、多囊卵巢综合征
酮症	常见	通常没有
C肽	低/缺乏	正常/升高
抗体		
ICA	阳性	阴性
GADA	阳性	阴性
IA-2A	阳性	阴性
治疗	生活方式、胰岛素	生活方式、口服降糖药或胰岛素
相关的自身免疫性疾病	并存概率高	并存概率低

（肖屹 李慧 刘欢）

第三节 妊娠合并高血糖的诊断

90. 妊娠合并高血糖如何分类？

妊娠合并高血糖包括以下两种情况：

第一种情况是糖尿病合并妊娠：指在糖尿病诊断之后的妊娠者；

第二种情况是妊娠糖尿病：包括妊娠期糖尿病和妊娠期间的糖尿病。

91. 什么叫妊娠糖尿病？

妊娠糖尿病包括妊娠期糖尿病及妊娠期间的糖尿病两种。

妊娠期糖尿病是指妊娠期间首次发生或发现的糖耐量减低（妊娠期糖耐量减低的特异性标准）。妊娠期间的糖尿病是指妊娠期间的血糖达到非孕人群糖尿病的诊断标准。

92. 妊娠期糖尿病的诊断标准是什么？

表9　妊娠期糖尿病的诊断标准

75g 口服葡萄糖耐量试验	血糖（mmol/L）
空腹	≥5.1
服糖后1小时	≥10.0
服糖后2小时	≥8.5

注：1个以上时间点高于上述标准可确定诊断

93. 妊娠期间的糖尿病诊断标准是什么？

妊娠期间的糖尿病诊断标准与1999年WHO的非妊娠人群糖尿病诊断标准一致。

即空腹血糖 ≥ 7.0mmol/L，或糖耐量试验（OGTT）2小时血糖 ≥ 11.1mmol/L，或有明显糖尿病症状者随机血糖 ≥ 11.1mmol/L。（见表5）

94. 为什么妊娠人群血糖浓度较非妊娠人群低？

妊娠人群正常血糖浓度较非妊娠人群低的原因是：①妊娠时胎盘产生的雌孕激素刺激胰岛 β 细胞增殖和分泌，加速机体对葡萄糖的利用；②孕妇除本身代谢需要外还需供应胎儿；③肾糖阈下降，尿中排糖增加。

95. 妊娠中晚期为什么容易发生血糖增高？

妊娠中晚期孕妇皮质醇、人绒毛膜促性腺激素、孕激素、雌激素及胎盘胰岛素酶的升高，使孕妇胰岛素敏感性下降，产生胰岛素抵抗，从而导致孕妇中晚期容易出现血糖增高，特别是餐后血糖升高。

96. 高血糖对孕妇可能产生哪些危害?

妊娠期间高血糖对孕妇的主要危害是:围产期母亲临床不良结局和死亡率增加,包括可导致孕妇产后发展为糖尿病,因分娩巨大儿增加孕妇在分娩时发生合并症与创伤的危险,也可导致产后伤口感染可能性增加,可能导致羊水过多,可导致孕妇发生肾、心脏、血管、神经等各系统慢性并发症,孕妇也可能发生酮症酸中毒、高血糖高渗状态甚至昏迷等急性并发症,可导致妊娠期高血压、手术剖宫产率高,产道损伤和产后出血的发生率增高等。

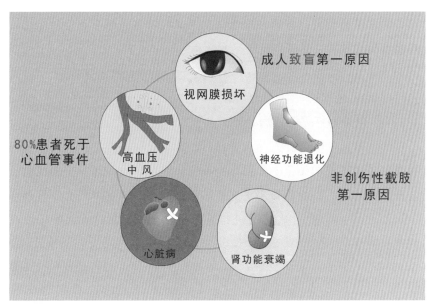

图14　高血糖危害示意图

97. 高血糖对胎儿和新生儿可能产生哪些危害?

高血糖对胎儿可能产生以下危害:可能导致胎儿死亡率增高,胎儿宫内发育异常、新生儿畸形、巨大儿,可增加胎儿在分娩时发生合并症与创伤的危险,新生儿呼吸窘迫综合征,低血钙和高血磷,新生儿高胆红素血症和红细胞增多症及新生儿发生低血糖的风险增加等。

98. 哪些人群需要在备孕前做糖耐量试验？

以下人群需要在备孕前做糖耐量试验：有妊娠糖尿病史、巨大儿分娩史、肥胖、多囊卵巢综合征、有糖尿病家族史、早孕期空腹尿糖阳性者和无明显原因的多次自然流产史、胎儿畸形史及死胎史、新生儿呼吸窘迫综合征分娩史者等糖尿病高风险者。

99. 口服葡萄糖糖耐量试验应在妊娠期何时进行？为什么？

孕妇应在妊娠24～28周进行75克糖耐量试验检查。依据是妊娠期胰岛素和C肽的分泌曲线于孕24周开始明显上升，直至孕32～33周达最高峰，然后又略下降的特点，在同一阶段胰岛素抵抗因素也经历相同的变化。国际和国内均推荐24～28周为合适筛查时机。

如为糖尿病高危人群，宜在孕前或妊娠后初诊时进行筛查。

100. 确诊为妊娠糖尿病后怎么办？

确诊妊娠糖尿病后首先要正确面对，调整好心理状态，在内分泌科及产科专科就诊咨询，接受专业糖尿病教育，学习相关知识（有关饮食、运动、血糖监测等），加强胎儿发育情况的监护，常规超声检查了解胎儿发育情况，做相关检查（每3个月进行肾功能、眼底、血脂检测等）。在专科医护人员指导下全面管理。建议1～2周就诊一次。

（刘欢　肖屹　李慧）

第四节　妊娠合并高血糖的医学营养（饮食）治疗

101. 妊娠合并高血糖病人的饮食治疗目的是什么？

妊娠合并高血糖病人的饮食治疗目的是：在保证孕妇和胎儿的合理营养摄入的基础上，使妊娠合并高血糖孕妇的血糖控制在理想范围，减少母婴并发症的发生。

102. 妊娠合并高血糖病人的热量摄入有什么要求？

妊娠合并高血糖病人的每日摄入总能量应根据病人妊娠前体质量和妊娠期的体质量增长速度而定。

虽然需要控制妊娠合并高血糖孕妇每日摄入的总能量，但应避免能量限制过度，按标准体重计算总热量，每日热量为30～35kcal/kg。

肥胖者在上述总热量基础上适当减少热量，对于体质指数超过30kg/m²的患者，建议每天应少摄入30%～33%，约每日热量为25kcal/kg。

消瘦者可适当增加热量。

妊娠早期应保证不低于1500kcal/d，妊娠晚期不低于1800kcal/d。

103. 不同营养素产生的热量是多少？

表10　营养素产生的热量

1g营养素	产生的热量（kcal）
碳水化合物	4
蛋白质	4
脂肪	9

104. 妊娠合并高血糖病人的营养素应怎么分配？

表11　妊娠合并高血糖病人的营养素分配

营养素	分配比例
碳水化合物	50%～60%
蛋白质	10%～15%
脂肪	10%～20%

105. 妊娠合并高血糖病人体重增长怎样才是最佳?

表12 妊娠合并高血糖病人的体重增长速度表

孕前BMI（kg/m²）	总体重增长范围（kg）	孕中晚期平均每周体重增长（kg）	双胎孕期总体重增长（kg）
<18.5	12.5~18	0.51	无范围
18.5~24.9	11.5~16	0.42	17~25
25~27.9	7~11.5	0.28	14~23
>30	5~9	0.22	11~19

106. 妊娠合并高血糖病人如何分配餐次?

妊娠合并高血糖病人应注意合理分配餐次。为维持血糖值平稳及避免酮症的发生，餐次的分配非常重要。一次进食大量食物会造成血糖快速上升，母体饥饿时间过长又容易产生酮体，所以建议少量多餐。

少量多餐饮食的建议是：将每天应摄取的食物分成5~6餐，可以最大限度地减少餐后高血糖的发生。特别要避免晚餐与隔天早餐的时间相距过长，所以建议睡前适量加餐。

表13 一般每日摄入热量的分配比

进餐时间	摄入热量的分配比
早餐	15%或20%
上午加餐	5%或10%
午餐	30%或25%
下午加餐	10%或5%
晚餐	30%或25%
睡前加餐	10%或15%

107. 什么是血糖生成指数?

血糖生成指数是指含50 g碳水化合物的食物与相当量的葡萄糖在一定时间（一般为2h）体内血糖反应水平的百分比值，反映食物与葡萄糖相比升高血糖的速度和能力，血糖生成指数越高，该食物升高血糖的速度和能力越高。所以，糖尿病病人宜选择血糖生成指数低的食物摄入。通常葡萄糖的血糖生成指数值被定为100。一般而言，血糖生成指数＞70的食物为高血糖生成指数食物，55~70为中血糖生成指数食物，＜55为低血糖生成指数食物。

108. 常见食物血糖生成指数值是多少?

表14　常见食物血糖生成指数值

血糖生成指数值	常见食物
低血糖生成指数（血糖生成指数在55以下）	果糖23.0、巧克力49.0、黑米粥42.3、玉米面粥（粗粉）50.9、面条（小麦粉）46.0、藕粉32.6、李子24.0、苹果36.0、梨36.0、桃28.0、杏干31.0、樱桃22.0、葡萄43.0、柑43.0、柚25.0、猕猴桃52.0、香蕉52.0、芭蕉53.0、花生14.0、牛奶27.6、酸奶（加糖）48.0、豆奶19.0、酸乳酪36.0、黄豆（浸泡，煮）18.0、豆腐（炖）31.9、豆腐（冻）22.3、豆腐干23.7、绿豆27.2、蚕豆（五香）16.9、扁豆38.0、青刀豆39.0、黑豆42.0、四季豆27.0、利马豆（棉豆）31.0、鹰嘴豆33.0、山药51.0、雪魔芋17.0、芋头（蒸）47.7；芦笋、绿菜花、菜花、芹菜、黄瓜、茄子、鲜青豆、莴笋、生菜、青椒、西红柿、菠菜均＜15.0
中血糖生成指数（血糖生成指数在55~70之间）	蔗糖65.0、方糖65.0、大米粥（普通）69.4、小米粥61.5、糙米饭70.0、玉米（甜，煮）55.0、大米糯米粥65.3、荞麦面馒头66.7、葡萄干64.0、菠萝66.0、芒果55.0、马铃薯62.0、面包（全麦粉）69.0
高血糖生成指数（血糖生成指数在70以上）	蜂蜜73.0、葡萄糖100.0、麦芽糖105.0、绵白糖83.8、面条（小麦粉，湿）81.6、荞麦面条59.3、馒头（富强粉）88.1、烙饼79.6、油条74.9、大米饭83.2、糯米饭87.0、玉米片（市售）78.5、西瓜72.0、胡萝卜71.0、南瓜75.0、白面包87.9

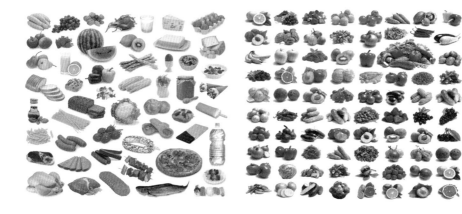

109. 妊娠合并高血糖病人可以进食水果吗？

妊娠合并高血糖病人可以吃水果。当孕妇血糖控制在良好范围时，可适当进食些血糖生成指数较低的水果，如西红柿、黄瓜、柚子、青苹果等。

110. 妊娠合并高血糖病人可以在睡前加餐吗？加餐一般推荐哪些食物？

妊娠合并高血糖病人如果晚餐后2小时血糖低于6.7mmol/L，可以在睡前适量加餐，以避免夜间低血糖的发生，妊娠合并高血糖病人加餐一般推荐血糖生成指数较低的食物，如牛奶、无糖饼干、水果等。但应在专科医生指导下加餐。

111. 妊娠合并高血糖病人可以进食鸡蛋和牛奶吗？

妊娠合并高血糖病人可以喝牛奶，建议喝无糖牛奶。由于胎儿生长过程中骨骼和牙齿的发育，钙需求量增加，故妊娠全过程均需注意补钙。牛奶中的钙是食物中钙的良好来源。一般推荐在早餐或睡前喝牛奶，每日牛奶一般在200～400ml。如肥胖或血脂高的病人可选择低脂或全脱脂牛奶。

112. 妊娠合并高血糖病人的主食选择原则是什么？

妊娠合并高血糖病人在选择主食时，应该关注其血糖生成指数，低血糖生成指数的食物可减少餐后血糖水平的波动。在限量范围内尽量用粗杂粮代替部分细粮。推荐在选择中注意搭配。尽管血糖生成指数低的食物升高餐后血糖水平的幅度较小，但过量摄入同样可导致血糖水平增高。最好的选择是玉米面、高粱米、荞麦、燕麦等粗粮；其次可以选择小米粥、面条、馒头、米饭；尽量避免的食物有油条、烙饼、蛋糕、面包等。

113. 妊娠合并高血糖病人每日必须摄入碳水化合物（主食）吗？

妊娠合并高血糖病人每日都必须摄入碳水化合物。摄入充足的能量可保证适宜的体重增加，在此期间不建议减轻体重。每日至少应摄入175g的碳水化合物。碳水化合物应占每日总能量的50%～60%。如果每日不进主食，身体会分解脂肪产生酮体，饥饿性酮症引起的酮血症对孕妇及胎儿都会有影响。

114. 妊娠合并高血糖病人为何每日必须摄入主食？

合理的饮食结构，合适的热量摄入量是孕妇健康的保证，也是胎儿正常发育的保证。葡萄糖几乎是提供胎儿能量的唯一来源，孕妇摄入碳水化合物过少，加上胰岛素分泌不足，脂肪动员过快，易产生过多的酮体，酮体不利于胎儿大脑和神经系统发育。摄入碳水化合物不宜过少，也不宜过多，过多不利于血糖的控制。

115. 妊娠合并高血糖病人怎么选择蔬菜？

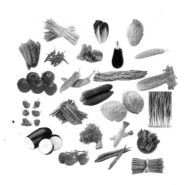

建议妊娠合并高血糖病人吃血糖生成指数较低的或高纤维素的蔬菜：如菠菜、芹菜、韭菜、油菜、茄子、生菜、花菜、莴笋、青椒、冬瓜、黄瓜、番茄等，烹调以清淡为主。这些蔬菜虽然对血糖影响幅度较小，但也应注意摄入量，过多也会影响血糖。

116. 哪些蔬菜类食物含碳水化合物较高？

土豆、芋头、藕、山药、红薯、黄南瓜、豆类等蔬菜类食物含碳水化合物较高，比同量蔬菜的热量高，所以不建议妊娠合并高血糖病人大量食用。病人若食用较多的含碳水化合物蔬菜时需要减少主食的量。如进食100g的土豆，约产生76kcal热量，需要减少76kcal热量的米饭的量。

117. 什么是食物等量交换?

食物等量交换是指食物按营养成分的特点将食物分为谷薯类、菜果类、肉蛋类、油脂类,同类食物在一定重量内所含的蛋白质、脂肪、碳水化合物和能量相近。在食谱选择时,它们可以以一份为单位直接交换使用。

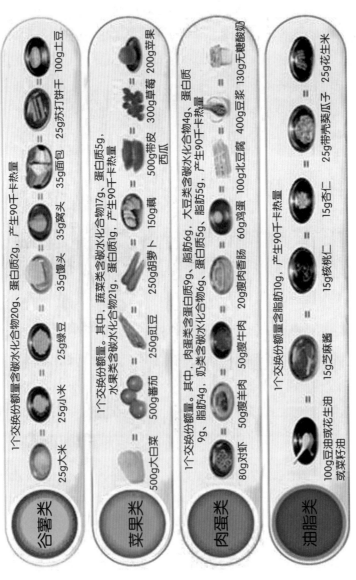

图15 常见食物等量份交换图

表15　常见食物等量交换表

食品名称	重量（g）
谷薯类	
大米、小米、糯米、高粱米、玉米渣、面粉、玉米面、荞麦片、荞麦面、各种挂面、龙须面、绿豆、红豆、干豌豆、干粉条、干莲子、油条、油饼、苏打饼	25
烧饼、烙饼、馒头、咸面包、窝窝头	35
马铃薯	100
鲜玉米	200
注：每份谷薯类提供蛋白质2g，脂肪0.5g，热量90kcal，碳水化合物20g	
肉蛋类	
猪肋条肉	15
瘦猪肉、猪大排、猪肝、猪小排	25
鸡肉、鸭肉、瘦牛肉、瘦羊肉、猪舌、鸽子、鲳鱼、鲢鱼	50
鸡蛋、鸭蛋	55
猪肚、猪心	70
黄鱼、带鱼、鲫鱼、青鱼、青蟹	75
鹌鹑、河虾、牡蛎、蛤蜊肉、兔肉、淡菜、目鱼、鱿鱼	100
注：每份肉蛋类提供蛋白质9g，脂肪5g，热量80kcal	
蔬菜类	
豌豆	100
蒜苗、胡萝卜、洋葱	200
荷兰豆、扁豆、豇豆、四季豆、西兰花	250
马兰头、油菜、南瓜、胡椒、萝卜、茭白、豆苗、丝瓜	350
白菜、青菜、鸡毛菜、菠菜、芹菜、韭菜、莴苣、西葫芦、冬瓜、黄瓜、苦瓜、茄子、番茄、绿豆芽、花菜、鲜蘑菇、金瓜、菜瓜、竹笋、鲜海带	500
注：每份蔬菜类提供蛋白质5g，热量80kcal，其中碳水化合物15g	
水果类	
鲜枣	100
柿子、鲜荔枝	125
橙、橘子、苹果、猕猴桃、菠萝、李子、香梨、桃子、樱桃	200
柚、枇杷	225
鸭梨、杏、柠檬	250
草莓、杨桃	300
带皮西瓜	500
注：每份水果类提供蛋白质1g，热量90kcal，其中碳水化合物21g	

118. 妊娠合并高血糖病人对食盐的摄入有限制要求吗?

妊娠合并高血糖病人食盐量应限制在每日6g以内,并发肾病、高血压、有水肿的病人更应严格限制食盐的摄入量,每日烹调用食盐量小于3g。同时应限制摄入食盐高的食物,如味精、酱油、盐浸等加工食物、调味酱等。

119. 妊娠合并高血糖病人可以吃坚果吗?

妊娠合并高血压病人可以吃坚果,因坚果含有较多精氨酸和亮氨酸,有促进胰岛素分泌的作用,要控制每日的摄入量,每日摄入量建议不超过100g。因坚果食物含脂肪高,属高热量饮食,如过量摄入,导致总热量摄入过多,血糖不易控制,且孕妇本身易处于高血脂状态,可能导致或加重血脂异常。

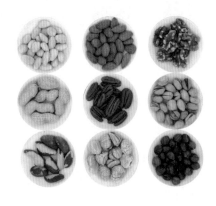

120. 妊娠合并高血糖病人可以吃蜂蜜等含糖类食物吗?

妊娠合并高血糖病人应尽量避免食用含有蔗糖、乳糖、砂糖、葡萄糖、果糖、冰糖、蜂蜜、麦芽糖的饮料及食物。

妊娠合并高血糖病人不可以吃蜂蜜。普通的蜂蜜含糖量为70%～80%,其中又以果糖和葡萄糖等单糖较多,双糖和多糖类含量则较少,因此蜂蜜容易影响血糖。糖尿病病人在糖类摄取上必须有所限制。

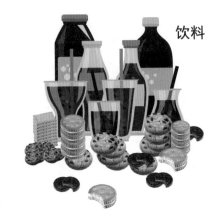

饮料

121. 妊娠合并高血糖病人可以使用甜味剂吗？

妊娠合并高血糖病人可以使用甜味剂，但建议使用血糖生成指数低的糖醇如木糖醇、麦芽糖醇等，以及无热量的甜味剂如甜蜜素、甜菊苷等。美国FDA（食品药品监督管理局）批准的5种非营养性甜味剂分别是乙酰磺胺酸钾、阿斯巴甜、纽甜、食用糖精和三氯蔗糖。但需控制甜味剂摄入量。

122. 妊娠合并高血糖病人可以进食肥肉及动物油吗？

妊娠合并高血糖病人应尽量少进食肥肉和动物油。烹调用油以植物油为主，减少油炸、油煎、油酥食物以及动物的皮、肥肉等。

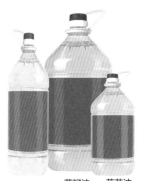

花生油　　菜籽油　　葵花油

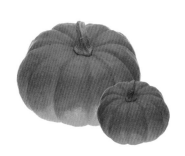

123. 南瓜能治疗糖尿病吗？

南瓜不能治疗糖尿病。和普通蔬菜相比，黄南瓜的含糖量明显高。100g黄南瓜含碳水化合物约60kcal；100g嫩南瓜含碳水化合物约10~30kcal。对于糖尿病病人来说，吃了150g黄南瓜相当于吃了500g绿叶蔬菜。不少糖尿病病人误认为南瓜可以治疗糖尿病，过量食用黄南瓜，结果导致血糖升高。

（李慧　肖屹　吕秋菊）

第五节　妊娠合并高血糖的运动治疗

124. 妊娠合并高血糖病人需要运动吗? 为什么?

妊娠合并高血糖病人需要运动。和普通病人一样, 运动也是妊娠合并高血糖病人的基础治疗之一。随着孕期增加, 患者胰岛素抵抗会逐渐加重, 运动可控制体重的增长, 也能改善胰岛素抵抗, 还能改善血脂, 减缓动脉粥样硬化的形成, 改善心肺功能, 促进全身代谢。因此运动对妊娠合并高血糖病人治疗中起着重要作用, 特别对单纯饮食治疗但血糖控制不好的病人。

125. 妊娠合并高血糖病人运动前需要做些什么准备?

妊娠合并高血糖病人运动前应到产科进行全面检查, 如行心电图检查以排除心脏疾患, 并需确认是否存在大血管和微血管的并发症, 排除运动治疗的禁忌征 (如有任何流产或早产倾向), 再到内分泌专科制定运动计划, 并了解运动过程中的注意事项。

126. 妊娠合并高血糖病人哪些情况不能运动?

有以下情况的妊娠合并高血糖病人不能运动: 合并心脏病、视网膜病变、多胎妊娠、宫颈机能不全、先兆早产或流产、胎儿生长受限、前置胎盘、妊娠期高血压疾病等。

127. 妊娠合并高血糖病人的运动治疗原则是什么?

妊娠合并高血糖病人的运动治疗原则是: 运动时以不引起胎儿窘迫或子宫收缩为佳。其运动处方应由围产医师 (包括产科医师和内分泌专科医师) 共同制定, 运动过程中应加强围产期的医学监护, 如心率、胎动、血糖、尿酮等。

128. 妊娠合并高血糖病人可做哪些运动?

妊娠合并高血糖病人可选择低等或中等强度的有氧运动, 常用的一些简单可用的有氧运动包括步行、原地跑、瑜珈、登楼梯等。

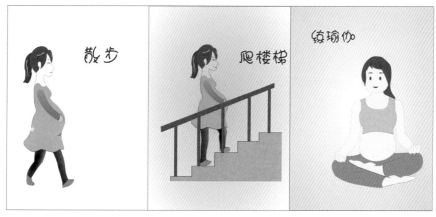

图16　孕妇常见运动方式图

129. 妊娠合并高血糖病人运动时间怎么安排?

妊娠合并高血糖病人每天运动时间可从10min开始,逐步延长至每天30min,其中可穿插必要的间歇,建议餐后运动,每餐后30min的中等强度运动对母婴无不良影响。每周运动宜为3~4次。

建议运动分三个阶段进行。运动前的准备(热身活动)、正式的运动锻炼和运动后的放松。运动前的热身运动约进行5min,可采取步行或四肢的舒展运动,逐步增加运动强度,以使心血管适应,并提高肌肉和关节的活动效应。运动结束后再进行5min的放松运动,如慢走和/或自我按摩等。

130. 妊娠合并高血糖病人如何判断运动强度是否合适?

和普通糖尿病病人一样,妊娠合并高血糖病人可以根据心率判断运动强度是否合适。建议运动时心率不超过最大心率的70%,即(220-年龄)×70%,如30岁孕妇,运动时最大心率应为(220-30)×70%=133次/min。

131. 妊娠合并高血糖病人在运动时如何防范低血糖发生?

妊娠合并高血糖病人应在进食后30min再运动,每次运动时间控制在

30～40min，运动后休息30min。血糖水平＜3.3 mmol/L或＞13.9 mmol/L者停止运动。运动时应随身携带饼干或糖果，有低血糖征兆时可及时食用，避免清晨空腹运动。

132. 妊娠合并高血糖病人运动不适当会有哪些危害?

妊娠合并高血糖病人运动不适当会诱发早产，出现低血糖、胎盘早剥、胎儿宫内缺氧等。运动治疗的适合时间为孕32周以前。

如运动期间出现以下情况应及时就医：腹痛、阴道流血或流水、憋气、头晕眼花、严重头痛、胸痛、肌无力等。建议运动时有人陪伴。

（刘欢　李慧　张晋　肖屹）

第六节　妊娠期合并高血糖的药物治疗

133. 治疗糖尿病的药物有哪几类?

治疗糖尿病的药物分为口服降糖药物、胰岛素及胰高糖素肽－1（GLP-1）受体激动剂三大类。其中口服降糖药又分以下几类：

表16　口服降糖药物分类

分类	举例
磺脲类	格列本脲、格列美脲，格列齐特、格列吡嗪、格列喹酮
双胍类	二甲双胍、苯乙双胍
噻唑烷二酮类	罗格列酮、吡格列酮
α-糖苷酶抑制剂	阿卡波糖、米格列醇、伏格列波糖
格列奈类	瑞格列奈、那格列奈、米格列奈
二肽基肽酶Ⅳ（DPP-4）抑制剂	西格列汀、维格列汀、沙格列汀、利格列汀

134. 妊娠合并高血糖病人都需要用药物治疗吗?

大多数妊娠合并高血糖病人通过生活方式的干预即可使血糖达标，如血糖在生活方式干预下仍不能达标，应开始药物治疗，中国指南推荐妊娠合并高血糖病人只能用胰岛素控制血糖。

135. 妊娠合并高血糖病人可以使用口服降糖药吗?

中国2型糖尿病防治指南（2013）中建议妊娠合并高血糖病人避免使用口服降糖药，推荐使用胰岛素降糖治疗。

目前，口服降糖药物二甲双胍和格列本脲在妊娠合并糖尿病病人中的应用安全性和有效性在国外不断被证实，因国外和国内人种的不同，我国尚缺乏相关口服降糖药对胎儿的远期安全性研究，本书不予推荐。

136. 妊娠合并高血糖病人怎么选择胰岛素?

妊娠合并高血糖病人的胰岛素剂型可选用超短效、短效、中效胰岛素、长效胰岛素类似物和预混胰岛素。

表17 妊娠合并高血糖病人胰岛素剂型选择

种类	药物
超短效胰岛素	目前仅有门冬胰岛素可供选择
短效胰岛素	包括所有常规人胰岛素，如甘舒霖R、诺和灵R、常规优泌林等
中效胰岛素	包括所有中效人胰岛素
长效胰岛素类似物	目前仅有地特胰岛素（诺和平）可供选择
预混胰岛素包	包括所有人胰岛素预混制剂，如甘舒霖30R、甘舒霖50R、诺和灵30R、诺和灵50R、优泌林70/30等

137. 妊娠合并高血糖病人什么时候开始胰岛素治疗?

妊娠合并高血糖病人经饮食治疗3～5d后，测定24h的指间血糖及尿酮体，监测血糖时间点包括夜间血糖、三餐前30min及三餐后2h血糖。如果空腹或餐前血糖≥5.3mmol/L，或餐后2h血糖≥6.7mmol/L，或调整饮食后出现饥饿性酮症，增加热量摄入后血糖又超过上述血糖标准，应及时开始胰岛素治疗。

138. 妊娠合并高血糖病人胰岛素治疗方案怎么选择?

最能模拟妊娠合并高血糖病人生理性胰岛素分泌的胰岛素治疗方案为：基础胰岛素联合餐前超短效或短效胰岛素。

表18　妊娠合并高血糖病人胰岛素治疗方案选择

胰岛素种类的选择	适应症及用法
基础胰岛素	首选长效胰岛素，若选择中效胰岛素睡前皮下注射，适用于空腹血糖高的孕妇； 睡前注射中效胰岛素后空腹血糖已经达标但晚餐前血糖控制不佳者，可选择早餐前和睡前2次注射，或者换为睡前注射长效胰岛素
餐前超短效或短效胰岛素	适用于餐后血糖升高的孕妇； 超短效胰岛素进餐前或餐时使用，短效胰岛素餐前30分钟注射超短效或短效人胰岛素
胰岛素联合	适用于空腹和餐后血糖均升高的孕妇，睡前注射中效胰岛素或长效胰岛素联合三餐前注射超短效或短效胰岛素，是目前应用最普遍的一种方法； 三餐前注射短效胰岛素，睡前注射中效胰岛素或长效胰岛素类似物
预混胰岛素	由于妊娠期餐后血糖升高显著，孕妇进食常无规律，一般不推荐应用预混胰岛素

注：最符合生理需求的胰岛素治疗方案为：基础胰岛素（中、长效胰岛素）+餐前超短效或短效胰岛素。

139. 妊娠合并糖尿病病人分娩后胰岛素用量会减少吗？

妊娠合并糖尿病病人在分娩后因体内激素的改变，以及胰岛素抵抗程度的降低，胰岛素的需要量会明显减少，应注意血糖监测，适时减少胰岛素的用量，避免低血糖发生。

140. 妊娠合并高血糖病人如果血糖高伴尿酮阳性有何意义？

妊娠合并高血糖病人如果血糖高伴尿酮阳性，是早期发现酮症酸中毒的一项敏感指标，如果孕妇出现不明原因的恶心、呕吐、乏力等不适时要怀疑是否出现酮症酸中毒，酮症酸中毒是糖尿病很严重的急性并发症，应立即到医院就医。

141. 妊娠合并高血糖病人如果血糖不高尿酮阳性有何意义？

妊娠合并高血糖病人如果血糖不高而有尿酮阳性，则考虑可能为饥饿性酮症，即孕妇碳水化合物或热量摄入过少，应及时增加主食的摄入（每日碳水化合物的摄入量必须大于150g），必要时监测血糖的情况，静脉输入适量葡萄糖。

142. 什么是糖尿病酮症酸中毒？

糖尿病酮症酸中毒为最常见的糖尿病急性并发症，是由于胰岛素不足和升糖激素不适当升高引起的糖、脂肪和蛋白质代谢严重紊乱综合征，临床以高血糖、高血酮和代谢性酸中毒为主要表现。

143. 妊娠糖尿病病人在什么情况容易发生酮症酸中毒？

妊娠糖尿病病人在以下情况容易发生酮症酸中毒：急性感染、胰岛素不适当减量或突然中断治疗、饮食不当、胃肠疾病、脑卒中、心肌梗死、创伤、手术、分娩、精神刺激等情况均可能发生酮症酸中毒，有时无明显诱因。

144. 妊娠糖尿病病人发生酮症酸中毒会有哪些症状？

妊娠糖尿病病人酮症酸中毒的主要表现有多尿、烦渴多饮和乏力症状加重，失代偿阶段出现食欲减退、恶心、呕吐，常伴头痛、烦躁、嗜睡等症状，呼吸深快，呼气中有烂苹果味（丙酮气味）；病情进一步发展，出现严重失水现象，尿量减少、皮肤黏膜干燥、眼球下陷，脉快而弱，血压下降、四肢厥冷；到晚期，各种反射迟钝甚至消失，终至昏迷。感染等诱因引起的临床表现可被酮症酸中毒的表现所掩盖。少数病人表现为腹痛，酷似急腹症。

145. 妊娠糖尿病病人出现酮症酸中毒的处理原则是什么？

妊娠糖尿病病人如果出现酮症酸中毒症状，应根据临床情况和末梢血糖、血酮、尿糖、尿酮、动脉血气分析做出初步诊断后立即抢救。治疗原则：尽快补液以恢复血容量、纠正失水状态，降低血糖，纠正电解质及酸碱平衡失调，同时积极寻找和消除诱因，防治并发症，降低病死率。

146. 妊娠糖尿病病人如何预防发生酮症酸中毒?

妊娠糖尿病病人应保持良好的血糖控制,预防和及时治疗感染及其他诱因。加强糖尿病教育,提高糖尿病病人和家属对糖尿病酮症酸中毒的认识,是预防的主要措施,并有利于本病的早期诊断和治疗。

(李慧 肖屹 杨琴 刘欢)

第七节 血糖监测

147. 妊娠糖尿病病人的血糖控制目标是多少?

表19 妊娠糖尿病病人血糖控制目标表

时间点	血糖(mmol/L)
空腹、餐前或睡前	3.3 ~ 5.3
餐后1h	≤7.8
餐后2h	≤6.7

148. 血糖异常病人血糖监测有何意义?

血糖异常病人的血糖监测结果可作为临床医生调整降糖药物治疗剂量的依据,避免病人血糖过低或过高可能带来的急慢性并发症的危害。

149. 血糖监测有那几种方法?

静脉血糖、指端末梢血糖、动态血糖监测三种监测方法。

150. 什么是指端末梢血糖监测?

指端末梢血糖监测是指端毛细血管的血糖测定。就是我们最常使用的血糖仪测手指末端血糖。建议糖尿病病人常备一台家用血糖仪,遵专科医生的医嘱监测血糖。

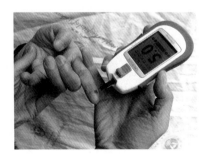

151. 妊娠合并高血糖病人如何监测末梢指血糖?

自我血糖监测的频率和时间点要根据病人病情的实际需要来决定。可选择一天中不同的时间点,包括餐前、餐后2h、睡前及夜间(一般为凌晨2~3时)。

表20　自我血糖监测的频率

血糖控制情况		血糖监测频率
胰岛素治疗	未达标时	常每天超过5次
	已达标时	每天2~4次
非胰岛素治疗	未达标时	每周监测1~3d,每天5~7次
	已达标时	每周监测2~3次餐前和餐后血糖

152. 不同血糖监测时间点的适用范围是什么?

表21　不同血糖监测时间点的适用范围表

血糖监测时间点	适用范围
餐前血糖	适用于血糖水平很高,或有低血糖风险者(老年人、血糖控制较好者)
餐后2h血糖	适用于血糖已良好控制,但HbA1c仍不能达标者,或需要了解饮食和运动对血糖影响者
睡前血糖	适用于注射胰岛素者,特别是晚餐前注射胰岛素者
夜间血糖	适用于胰岛素治疗已接近达标,但空腹血糖仍高者,或疑有夜间低血糖者
随机血糖	出现低血糖症状时应立即监测血糖,剧烈运动前后宜监测血糖

153. 什么是四点末梢指血糖监测?

四点末梢指血糖监测的时间点分别为晨起空腹、早餐后2h、中餐后2h、晚餐后2h。餐后血糖监测时间以吃饭第一口计算时间。

154. 什么是七点末梢指血糖监测?

七点末梢指血糖监测的时间点分别为三餐前、三餐后2h及睡前。餐后血糖监测时间以吃饭第一口计算时间。

155. 什么是动态血糖监测?

动态血糖监测是指病人随身佩戴动态血糖监测仪监测病人72h的血糖,动态血糖监测仪每隔5分钟会自动测血糖一次,全天有288个点位血糖。根据这些血糖值可绘出该病人的血糖坐标图、血糖控制状况图等。这样能协助医生分析病人个体化或规律性的血糖波动,帮助医生更好的调整治疗方案。

156. 哪些人群需要行动态血糖监测?

传统的血糖监测只监测某个时间点的血糖值,对于了解全天血糖状态犹如盲人摸象,并不能反映糖尿病病人的真实的全天血糖状况。

需要行动态血糖监测的人群有:①1型糖尿病病人;②妊娠糖尿病病人;③脆性糖尿病病人;④血糖波动大者;⑤需胰岛素泵治疗者;⑥血糖居高不下者或频繁发生低血糖导致昏迷者。

157. 当静脉血糖和血糖仪在同一时间点监测结果差异较大时如何处理?

当静脉血糖和血糖仪在同一时间点监测结果差异较大时应首先排除血糖仪使用方法是否错误,采血是否正确,血糖试纸是否过期,血糖仪代码和试纸代码是否一致,电池量是否充足,血糖仪是否长时间未使用等原因,如果排除了上述原因后,应进行血糖仪的校对,必要时更换血糖仪。

158. 糖尿病病人出现低血糖时有什么症状?

糖尿病病人的低血糖临床表现与血糖水平以及血糖的下降速度有关,可表现为交感神经兴奋(如心悸、焦虑、出汗、饥饿感等)和中枢神经症状（如神志改变、认知障碍、抽搐和昏迷）。但是老年患者发生低血糖时常可表现为行为异常或其他非典型症状。夜间低血糖常因难以发现而得不到及时处理。有些患者屡发低血糖后，可表现为无先兆症状的低血糖昏迷。

轻度症状：

心慌　　神经精神症状　　冷汗　　发抖　　饥渴

严重症状：

  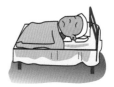

抽搐　　　　　嗜睡　　　　　昏迷乃至死亡

图17　低血糖症状示意图

159. 糖尿病病人低血糖的诊断标准是什么？

糖尿病病人接受药物治疗期间低血糖的诊断标准是：血糖≤3.9mmol/L，有或无低血糖症状。部分病人因血糖下降速度过快，即使血糖未达低血糖诊断标准，也可出现低血糖症状，该种情况为相对性低血糖。

160. 糖尿病病人如果出现低血糖该如何处理？

糖尿病患者血糖低于≤3.9mmol/L，即需要补充葡萄糖或含糖食物。严重的低血糖需要根据患者的意识和血糖情况给予相应的治疗和监护。

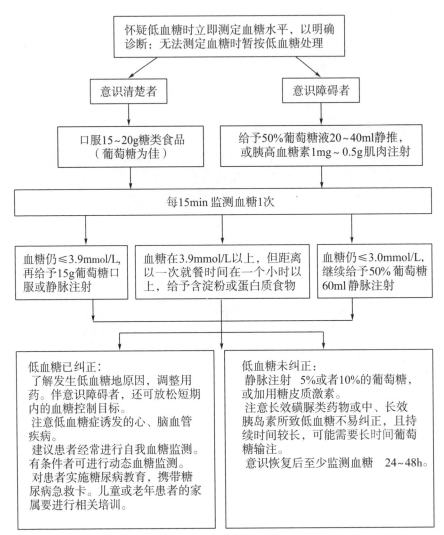

图18 低血糖处理流程图

（李慧 肖屹 刘欢）

第八节　妊娠合并高血糖病人分娩和分娩后管理

161. 妊娠合并高血糖病人终止妊娠怎么选择时机?

表22　妊娠合并高血糖病人终止妊娠时机选择表

疾病情况	终止妊娠时机
无须胰岛素治疗而血糖控制达标的，无妊娠并发症且胎儿监测无异常者	可在孕39周左右住院严密监测，观察到预产期仍未临产者，可引产终止妊娠
应用胰岛素治疗的孕前糖尿病以及有危险因素的妊娠高血糖者，如血糖控制良好	在严密监测下，妊娠39周后可终止妊娠；血糖控制不满意或出现母儿并发症，应及时收入院观察，根据病情决定终止妊娠时机
有死胎、死产史，或并发子痫前期、羊水过多、胎盘功能不全者	确定胎儿肺成熟后及时终止妊娠
糖尿病伴微血管病变者	需严密监护，终止妊娠时机应个体化

162. 妊娠合并高血糖病人如何选择分娩方式?

糖尿病本身不是剖宫产的指征。

无特殊情况下选择经阴道分娩；但如合并其他高危因素，如糖尿病伴微血管病变、合并重度子痫前期或胎儿生长受限、胎儿窘迫、胎位异常、剖宫产史，既往死胎、死产史，且孕妇血糖控制差，胎儿偏大尤其胎儿头围偏大，应放宽剖宫产指征。

163. 妊娠合并高血糖病人经阴道分娩过程中有哪些注意事项?

妊娠合并高血糖病人选择经阴道分娩时，应制定产程中分娩计划，产程中密切监测孕妇血糖、宫缩、胎心变化，避免产程过长。

164. 妊娠合并高血糖病人剖腹产术前术后有哪些注意事项?

妊娠合并高血糖病人剖腹产术前术后注意事项有:

择期剖宫产或临产时，应停用所有皮下注射的胰岛素，每2小时监测血糖。如血糖控制不理想，使用静脉滴注胰岛素，静滴过程中每1h监测血糖，根据血糖水平调整胰岛素用量，维持血糖在4.4～6.7mmol/L。血糖升高时应检查尿酮体，防范糖尿病酮症酸中毒的发生。

165. 妊娠合并高血糖病人产后什么时候需重新评估糖代谢有无异常？

妊娠合并高血糖病人分娩后即使血糖正常也应在产后6～12周行75g葡萄糖耐量试验，重新评估糖代谢情况。

166. 妊娠合并高血糖病人需要终生随访血糖吗？

妊娠合并高血糖病人需要终生随访血糖。因为出现过妊娠高血糖的病人即属于糖尿病高危人群，即使产后血糖正常，也应高度警惕，随时可因生活习惯，饮食习惯或胰腺功能的损害等影响糖耐量。产后血糖正常者需每3年评估一次血糖状态。如空腹血糖受损、糖耐量受损或二者皆有时，需每年评估一次血糖状态。如可诊断糖尿病的病人需按一般糖尿病病人治疗。

167. 妊娠合并高血糖病人分娩后再发生糖尿病的风险高吗？

妊娠糖尿病病人分娩后血糖常常会恢复正常，但该类病人仍属于糖尿病高危人群，今后患糖尿病的风险较无妊娠糖尿病的人群高。据调查，25%～70%的妊娠糖尿病的病人在分娩后16～25年内可能再发生糖尿病。

妊娠糖尿病病人如果分娩后注意健康的生活饮食习惯和合理的运动，避免高糖、高脂饮食，肥胖、吸烟、饮酒等不良因素，发生糖尿病的风险会大大降低，即使发生糖尿病，发生时间也会延后。

168. 妊娠合并高血糖病人何时到门诊随访？

妊娠合并高血糖病人如果血糖不稳定，应每天监测血糖，定期到内分泌专科门诊指导饮食、运动治疗方案以及胰岛素用量。血糖稳定后，需每周监测1～3d四点血糖。

169. 妊娠合并高血糖的病人新生儿出生后容易发生低血糖吗？

妊娠合并高血糖的病人所生胎儿容易发生低血糖。原因是：妊娠合并高血糖病人血糖高，大量葡萄糖通过胎盘进入胎儿体内，刺激胎儿胰岛β细胞增生，胰岛素分泌增多，发生高胰岛素血症，新生儿出生后葡萄糖来源突然中断，而胰岛素水平仍然较高，易发生低血糖。在出生后数小时内最易发生。

170. 如何预防妊娠合并高血糖病人新生儿的低血糖事件？

应从以下方面预防妊娠合并高血糖病人新生儿的低血糖事件：

（1）胎儿出生后无论体重大小，均按高危儿处理；

（2）为防止低血糖，应在产后20min内定期喂50%葡萄糖水数滴，1~2h再给数毫升，以后每小时给5%葡萄糖水15~30ml；

（3）提倡尽早母乳喂养，胎儿生后1h即开始喂奶（或鼻饲），无母乳者可喂配方奶，第一个24h内每2h喂1次，并在生后1、2、3、6、12、24h监测血糖；

（4）哺乳期间为防止新生儿出现低血糖，母亲不应口服降糖药物，而应用胰岛素控制血糖。

171. 如何观察和监测妊娠合并高血糖病人新生儿发生的低血糖事件？

应从以下方面观察和监测妊娠合并高血糖病人新生儿有无低血糖事件：观察胎儿生后有无反应差、阵发性发绀、震颤、眼球不正常转动、惊厥、呼吸暂停、嗜睡、拒食、多汗、苍白等表现，有上述症状者送入监护病房，监测心率、呼吸、血氧饱和度、血气分析、血糖、血钙、血细胞比容等，严密监测血糖，维持血糖在正常范围，不可使用高渗葡萄糖液，以免再度发生高胰岛素血症。

172. 妊娠合并高血糖病人新生儿的低血糖事件如何处理?

表23　妊娠合并高血糖病人新生儿的低血糖事件处理表

血糖情况	处理措施
①可能发生低血糖者	从生后1h即开始喂奶(或鼻饲),可喂母乳或配方奶,24h内每2h喂1次,新生儿生产后30min内应监测血糖
a 如血糖低于界限值2.6mmol/L,患儿无症状	应静点葡萄糖液6~8mg/(kg·min),每小时监测1次血糖,直至血糖正常后逐渐减少至停止输入葡萄糖
b 如血糖低于界限值,患儿有症状	应立即静脉注入10%葡萄糖液2ml/kg,速度为1ml/min,随后继续滴入10%葡萄糖液6~8mg/(kg·min)。外周静脉输注葡萄糖的浓度最高为12.5%,如超过此浓度,应放置中心静脉导管
c 如症状消失,血糖正常12-24小时	逐渐减少至停止输注葡萄糖,并及时喂奶。胎儿出生24~48h后溶液中应给生理需要量氯化钠和氯化钾
②如上述方法补充葡萄糖仍不能维持血糖水平	可加用氢化可的松5~10mg/kg·d静脉滴注,直至症状消失、血糖恢复正常后24~48h停止,激素疗法可持续数日至1周
③持续性低血糖	可用胰高血糖素0.1~0.3mg/kg肌注,必要时6h后重复应用

注:治疗期间每小时监测1次末梢血糖,每2~4小时监测静脉血糖;还需保持一定环境温度以降低热能消耗,并监测血糖变化。

173. 新生儿的低血糖事件对新生儿的影响和后果有哪些?

由于新生儿的脑细胞对葡萄糖的利用率大,发生低血糖时易导致脑损伤。新生儿持续反复的低血糖可能造成中枢神经系统不可逆损伤并导致不同程度的神经系统后遗症。

(李毓林　罗晓　张晋　李慧)

第九节　妊娠对糖尿病病人的影响

174. 妊娠会增加糖尿病病人血糖控制的难度吗？为什么？

妊娠期间，糖尿病病人的血糖波动较大，血糖控制难度也增大。妊娠糖尿病病人血糖控制困难的原因为：（1）妊娠期间，胎盘分泌抗胰岛素激素增多，血糖容易升高；（2）胰岛素用量会较非妊娠时增加，同时胎儿对葡萄糖的需求，以及妊娠呕吐，孕期前20周易发生低血糖；妊娠20周后，随着外源性胰岛素用量的增加，尤其是夜间不习惯进食者，也易发生低血糖。

175. 妊娠会加重糖尿病病人的视网膜病变吗？

妊娠会加重糖尿病病人的视网膜病变。在孕前将血糖控制在理想范围内，并预防性眼底光凝治疗（有适应症者）可减少糖尿病视网膜病变加重的风险。

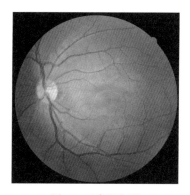
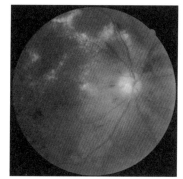

图19　正常眼底图　　　　　图20　糖尿病视网膜病变图

176. 妊娠会加重糖尿病病人的肾脏损害吗？

妊娠会加重糖尿病病人的肾脏损害。对轻度肾病病人，妊娠可造成暂时性肾功能减退。对已出现较严重肾功能不全的病人（血清肌酐＞265

mmol/L），或肌酐清除率＜50ml/min，妊娠可造成部分病人的肾功能永久性损害。孕妇肾功能不全时胎儿的发育也会受不良影响。

177．糖尿病合并妊娠病人存在肾脏并发症时饮食应注意什么？

表32　糖尿病合并妊娠病人出现肾脏并发症饮食注意事项

肾脏病变程度	注意事项
存在肾脏并发症时	严格限制食盐的摄入量。一般应低盐饮食，每日烹调用食盐量小于3g
肾功能正常时	推荐蛋白质的摄入量占供能比的10%～15%，保证优质蛋白质摄入超过总蛋白质摄入的50%
有显性蛋白尿时	蛋白质的摄入量宜限制在每日每千克体重0.8g。从肾小球滤过率下降起，应实施低蛋白饮食，推荐蛋白质摄入量为每日每千克体重0.6g，为防止蛋白质营养不良，可补充复方a-酮酸制剂

178．妊娠会引起糖尿病病人皮肤瘙痒吗？

妊娠本身不会引起糖尿病病人皮肤瘙痒，但如果孕妇出现皮肤瘙痒，应检查肝功能，比如胆汁酸增加可能会出现皮肤瘙痒，需到妇产科门诊就诊。

179．妊娠会加重糖尿病病人的神经病变吗？

糖尿病病人妊娠期如果出现四肢麻木、便秘、腹泻，可能是因为合并了周围神经病变及胃肠自主神经病变，但妊娠本身不会加重糖尿病病人的神经病变。

180．糖尿病病人妊娠期会出现全身酸痛及"抽筋"吗？

糖尿病病人妊娠期如果血糖控制不佳、未足量补钙等情况下，可能会出现全身酸痛、"抽筋"、乏力等症状。

由于胎儿骨骼和牙齿的发育，以及孕妇内分泌调节的改变，会出现孕妇钙吸收及需求的增加，导致缺钙。妊娠5个月时钙的吸收会增加1倍，并在孕后期一直保持高的钙吸收率，以满足钙的储备需求。孕妇膳食钙的不足，会引起母体血钙下降发生"小腿抽筋"、全身酸痛，严重者发生骨质疏松，甚至骨盆畸形，还将影响胎儿的发育。糖尿病病人妊娠期应注意监测血糖和正确补钙。

181. 妊娠合并高血糖病人孕期需要补钙吗？

由于我国膳食中钙普遍不足，故妊娠全过程均需注意补充钙。

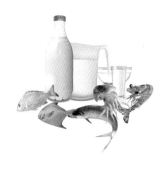

孕妇钙的适宜摄入量为孕中期每天1000mg，孕后期每天1200mg。牛奶中的钙是食物中钙的良好来源，虾皮、木耳、豆腐丝、蛋黄、大豆、海带中钙的含量也较丰富。如食补仍有缺钙表现，则应口服钙制剂。

（李慧　肖屹　刘欢）

第十节　糖尿病患者孕前咨询

182. 糖尿病会遗传吗？

糖尿病是由遗传及环境因素共同作用的结果，糖尿病的遗传不是疾病本身，而是对糖尿病的易感性，必须有某些环境因素的作用，才能发生糖尿病，且参与发病的遗传因素不止一个，可能多达数十个。遗传因素在2型糖尿病的病因中较1型糖尿病明显。父母均患糖尿病的子女发生糖尿病的风险增高。

183. 糖尿病病人能结婚和生育吗？

糖尿病病人能与正常人一样结婚、生子，但要避免高龄妊娠。准备妊娠的女性应由内分泌科和妇产科医师评估是否适合妊娠，做好孕前保健，糖尿病女性要在血糖控制达标后怀孕，在整个妊娠期间做好孕期保健。

184．糖尿病病人的血糖控制在什么水平才适合妊娠？

计划妊娠的糖尿病病人妊娠前需严格控制血糖，加强血糖监测，餐前血糖控制在3.9~6.5mmol/L，餐后血糖在8.5mmol/L以下，糖化血红蛋白控制在7.0%以下，在避免低血糖的情况下尽量控制在6.5%以下。

185．糖尿病病人血糖未得到满意控制时能怀孕吗？

糖尿病病人在血糖未得到满意控制时不适合怀孕。糖尿病病人应计划妊娠，在糖尿病未得到满意控制之前应采取避孕措施。孕前应做好糖尿病并发症的评估与治疗，严格控制血糖，加强血糖监测，加强糖尿病教育，在内分泌医师的指导下合理选择用药，停用口服降糖药，改用胰岛素治疗。应告知糖尿病病人血糖控制的重要性以及高血糖可能带来的危害。

186．血糖未得到满意控制时如果意外受孕可能有什么后果？

血糖未得到满意控制时如果意外受孕可能会导致妊娠期的不良事件增加，糖尿病的加重及其并发症的发生与发展。对孕妇的影响主要包括子痫前期、早产和羊水过多等。对胎儿的影响主要包括早产、巨大儿、胎儿畸形、新生儿低血糖、胎儿宫内发育异常，严重者导致胚胎停止发育，最终发生流产。因此糖尿病女性要在血糖控制达标后怀孕。

187．糖尿病病人备孕需做哪些方面的评估？

糖尿病病人备孕需做以下方面的评估：

年龄；糖尿病的病程；急性并发症（包括感染史、酮症酸中毒和低血糖）；慢性并发症（包括大小血管病变和神经系统病变）；详细的糖尿病治疗情况；其他伴随疾病和治疗情况；月经史、生育史、节育史；家族及遗传病史；家庭和工作单位的支持情况；是否接触生活及职业环境中的有毒有害物质；是否密切接触宠物；是否有不良的生活习惯（如吸烟、酗酒、吸毒等）及生活方式。

188．计划妊娠的糖尿病病人在备孕期需做哪些检查？

计划妊娠的糖尿病病人备孕期需做的检查项目有：

（1）身体检查：包括测量体重、身高，计算体质指数，测血压，常规妇科检查；

（2）辅助检查必查项目：包括血常规、尿常规、血型、肝功能、肾功能、空腹血糖、乙肝表面抗原（HBsAg）、梅毒螺旋体、人类免疫缺陷病毒（HIV）筛查、宫颈细胞学检查（1年内未查者）；

（3）辅助检查备查项目：包括弓形虫、风疹病毒、巨细胞病毒和单纯疱疹病毒（TORCH）筛查；宫颈阴道分泌物检查（阴道分泌物常规、淋球菌、沙眼衣原体）；甲状腺功能检测；地中海贫血筛查；75g口服葡萄糖耐量试验；血脂；妇科超声；心电图；胸部X线。

189．糖尿病病人在备孕期间为什么要停用口服降糖药物？

因为口服降糖药可能有致畸的作用，所以糖尿病病人在备孕期需要停用口服降糖药物。如通过生活方式干预后血糖仍不达标时，首先推荐应用胰岛素控制血糖。国外指南推荐孕期可以使用的口服降糖药物因国内目前无确切证据，不建议使用。

190．糖尿病病人备孕期间是否需要戒烟戒酒？

糖尿病病人备孕期间需要戒烟戒酒，否则会影响胎儿的发育和男性精子的质量。香烟在燃烧过程中所产生的苯丙蒽昆有致细胞突变的作用、卵子和精子在遗传因子方面的突变，这些改变会导致胎儿畸形和智力低下。香烟中的尼古丁有致血管收缩的作用，使子宫和胎盘血管收缩，不利于精子着床。建议妊娠前至少半年戒烟戒酒。

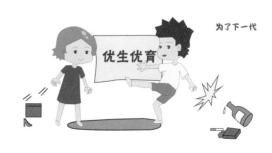

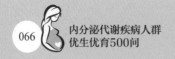

191. 如果妊娠期使用胰岛素，是否需终身使用胰岛素？

如果妊娠期使用胰岛素，分娩后不一定需终身使用胰岛素。分娩后胰岛素的需要量会明显减少，应注意监测血糖，适时减少胰岛素的用量，避免低血糖。多数妊娠期糖尿病病人产后血糖会

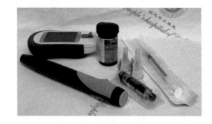

恢复正常，分娩后可停用胰岛素。分娩后血糖正常者应在产后6周行75g OGTT，重新评估糖代谢情况，并进行终身随访。

192. 妊娠糖尿病病人产后血糖恢复正常，再次妊娠还需要检查吗？

妊娠糖尿病病人产后血糖若恢复正常，再次妊娠仍需要检查。有妊娠糖尿病史的妇女再次妊娠时，妊娠糖尿病复发率为50%，应尽早监测血糖。如果空腹血糖≥7.0mmol/L及（或）随机血糖≥11.1mmol/L，应在2周内重复测定。如血糖正常者，妊娠24周后重复测定。

193. 糖尿病病人产后可以哺乳吗？

糖尿病病人产后提倡母乳喂养，可以减少产妇胰岛素的用量，且子代发生糖尿病的风险下降。应注意哺乳期母亲不应口服降糖药，而应用胰岛素控制血糖。

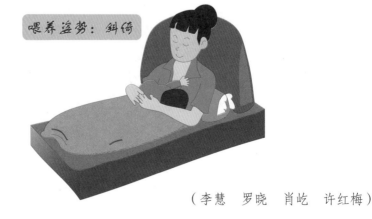

喂养姿势：斜倚

（李慧　罗晓　肖屹　许红梅）

‖ 第五章 ‖ 妊娠合并高血压

194. 为什么孕前要测量血压?

孕前血压测量是孕前体检的常规检查项目之一,主要是了解孕前是否合并有高血压,孕前如发现血压升高应寻找高血压原因并及时干预,血压控制在安全范围后再怀孕,减少妊娠期高血压疾病对孕妇及胎儿的危害。即使没有高血压情况发生,也可以了解备孕妇女的基础血压状况,以此作为妊娠期血压动态观察的依据。

195. 孕前行尿常规检查有什么意义?

尿常规检查是临床的基本检查项目之一,尿常规主要检测尿pH值、尿比重、尿蛋白、尿糖、尿酮体、尿白细胞、尿胆红素、尿胆原等各项指标,结合临床症状、体征及其他辅助检查协助判断有无糖尿病、糖尿病酮症酸中毒、尿路感染、各种肾脏疾病、黄疸等疾病,如有异常,可以再次复查,仍异常,需专科医生判断是否可以怀孕。如果孕前尿常规正常,保存好资料,以便产科医师在产检过程中做对比。

196. 妊娠期高血压疾病病人行尿常规检查有何特殊意义?

妊娠期高血压疾病病人在孕前、孕后定期产检时行尿常规检查特别重要,重点是观察尿蛋白是否为阳性,若为阳性可粗略判断阳性蛋白尿的严重程度,可以帮助产科医生制定相应的治疗方案。

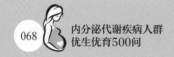

197. 尿蛋白检查有哪些方法?

表25　尿蛋白检查方法

分类	检查项目	检查结果的表达
定性检查	尿常规	检查结果为尿蛋白阴性或阳性,阳性的严重程度通常用"+"表示,"+"的数目越多则表示病情越严重
定量检查	24h尿蛋白定量、尿蛋白/肌酐比值、24h尿白蛋白定量、24h尿白蛋白排泄率、尿白蛋白/肌酐比值	检查结果为具体数值,主要定量检查尿液中白蛋白和总蛋白的检查,大于正常值高限提示蛋白尿,有临床意义

198. 蛋白尿阳性是如何定义的?

表26　蛋白尿阳性的定义

检测指标	定义为蛋白尿时的检测结果
尿蛋白定量	≥0.3g/24h
尿蛋白/肌酐比值	≥30mg/g
随机尿蛋白定性	≥(+)

199. 孕妇尿蛋白检查留取标本的注意事项有哪些?

如果仅为了解有无蛋白尿发生,可先行尿常规检查,了解尿蛋白是否为阳性,以及阳性的程度。留取尿标本时避免白带等阴道分泌物及大便混入检查标本中,尽量留取晨尿的中段尿送检。

可疑子痫前期的孕妇、尿蛋白检查阳性的孕妇还应该行24h尿蛋白定量检查。

200. 高血压的诊断标准是什么?

在未使用降压药的情况下,静息状态下,对首次发现血压升高者,应间隔4 h或以上复测血压,如非同日2~3次测量结果均为收缩压≥140mmHg和/或舒张压≥90mmHg可诊断。根据血压高低分级,根据危险因素、靶器官损伤和同时合并其他疾病进行危险分层。

201. 什么是妊娠期高血压疾病?

妊娠期高血压疾病是指各种原因导致的孕产妇发生的血压增高表现,包括孕前已经合并的高血压病或其他疾病引起的继发性高血压,以及由于母体本身存在基础病变受妊娠及环境因素诱发或促发的高血压。

202. 妊娠期高血压疾病的血压增高有何特点?

妊娠期高血压疾病病人具有以下临床特点:病情随孕期进展进行性变化;不同的发病背景、原因和诱因也直接影响疾病的轻重缓急、受累及的器官和系统损害的严重程度,因此妊娠期高血压疾病病人不能单纯以血压高低作为判断病情严重程度的唯一标准。

203. 什么是妊娠期高血压疾病的靶器官损害? 有何特点?

妊娠期高血压疾病的靶器官损害是指由于血压增高引起脑、心、肺、肝、肾等重要器官受损所表现出来的相应临床表现,主要表现如下:

(1)心、肝、肾功能衰竭,可发生急性肺水肿、脑水肿和脑出血,甚至抽搐、昏迷;

(2)胎盘梗死、出血致胎盘早剥及胎盘功能减退,危及母子安全;

(3)血小板、纤维素沉积于血管内皮,激活凝血过程,消耗凝血因子,导致弥漫性血管内凝血(DIC)。

妊娠期高血压疾病的靶器官损害程度与血压升高程度有关,还受该疾病发病的病因、诱因和母体的特质性影响,因此靶器官损害程度与血压增高程度可能不平行,孕妇和医疗人员均应该引起重视。

204. 妊娠期高血压疾病有哪些类型?

妊娠期高血压疾病分为以下几个类型:妊娠期高血压、子痫前期-子痫、妊娠合并慢性高血压、慢性高血压并发子痫前期。

205. 什么是妊娠期高血压？

妊娠期高血压是指妊娠20周后首次出现血压增高，收缩压≥140mmHg 和/或舒张压≥90mmHg，于产后12周内恢复正常；尿蛋白检查结果为阴性。

血压测定要求：按照规范的血压测定方法测定；为同一手臂至少2次测得的血压达上述标准；两次血压测定间隔时间应在4小时以上，对于血压升高明显的孕妇（收缩压≥160mmHg和/或舒张压≥110mmHg）间隔数分钟重复测定血压后即可诊断；如血压未达到上述标准，但较基础血压（孕前的血压水平）升高30/15 mmHg时，虽然不诊断，但需要密切随访。

206. 什么是重度妊娠期高血压？

重度妊娠期高血压是指妊娠期高血压病人血压水平达以下标准：收缩压≥160mmHg和/或舒张压≥110mmHg。

表27 血压水平分类和定义

分类	收缩压（mmHg）		舒张压（mmHg）
正常血压	<120	和	<80
正常高值血压	120～139	和（或）	80～89
妊娠期高血压	≥140	和（或）	≥90
重度妊娠期高血压	≥160mmHg	和（或）	≥110

207. 子痫前期的诊断标准是什么？

子痫前期诊断标准为：

（1）妊娠20周后出现收缩压≥140mmHg和/或舒张压≥90mmHg且伴有下列任一项：

①尿蛋白≥0.3g/24h；

②尿蛋白/肌酐比值≥30mg/g；

③随机尿蛋白≥（+）（无法进行尿蛋白定量时的检查方法）；

（2）无蛋白尿但伴有以下任何一种器官或系统受累：心、肺、肝、肾等重要器官，或血液系统、消化系统、神经系统的异常改变，胎盘-胎儿受到累及等。

208. 子痫前期病人有何严重不良结局?

子痫前期病情进一步恶化可发展为重度子痫前期,而重度子痫前期和子痫是临床的危急重症,对母亲和胎儿生命安全危害性极大,因此对于子痫前期的患者医患双方均应该高度重视,需要给以积极的医学观察和处理。

209. 哪些表现提示子痫前期向恶化方向发展?

子痫前期病人出现以下情况时提示可能向恶化方向发展:

(1)血压水平和/或蛋白尿水平持续升高;

(2)出现母亲器官功能受损表现或发生胎盘-胎儿并发症。

210. 重度子痫前期如何诊断?

子痫前期向恶化方向发展,即进入重度子痫前期。

子痫前期孕妇出现以下任何一种表现即可诊断:

(1)血压持续升高:收缩压≥160mmHg和/或舒张压≥110mmHg;

(2)持续性头痛、视觉障碍或其他中枢神经系统异常的表现;

(3)持续性上腹部疼痛及肝包膜下血肿或肝破裂表现;

(4)肝酶异常:血丙氨酸转氨酶(ALT)或天冬氨酸转氨酶(AST)水平升高;

(5)肾功能受损:尿蛋白>2.0g/24h;少尿(24h尿量<400ml,或每小时尿量<17ml),或血肌酐>106μmol/L;

(6)低蛋白血症伴腹水、胸水或心包积液;

(7)血液系统异常:血小板计数呈持续性下降并低于100×10^9/L;微血管内溶血,表现有贫血、黄疸或血乳酸脱氢酶(LDH)水平升高;

(8)心功能衰竭;

(9)肺水肿;

(10)胎儿生长受限或羊水过少、胎死宫内、胎盘早剥等。

211. 什么是子痫?

子痫是指在子痫前期的基础上发生的不能用其他原因和疾病解释的抽搐。

212. 妊娠合并慢性高血压诊断标准是什么?

妊娠存在以下血压增高的情况之一，可以诊断妊娠合并慢性高血压:

（1）既往存在的高血压;

（2）在妊娠20周前发现血压增高，收缩压≥140mmHg和/或舒张压≥90mmHg，妊娠期无明显加重;

（3）妊娠20周后首次诊断的高血压并持续到产后12周以后。

213. 慢性高血压并发子痫前期诊断标准是什么?

慢性高血压孕妇出现以下情况之一，可以诊断慢性高血压并发子痫前期:

（1）孕20周后才出现尿蛋白≥0.3g/24h，或随机尿蛋白≥（＋）;

（2）孕20周前有蛋白尿，孕20周后尿蛋白定量明显增加;

（3）出现重度子痫前期的任何一项表现。

214. 妊娠期高血压疾病临床表现是什么?

妊娠期高血压疾病临床表现是: 除血压增高外，可出现头昏、耳鸣、胸闷、心累、气急、面部和下肢水肿。部分危重的孕妇可出现突发剧烈头痛、双眼失明和抽搐等。

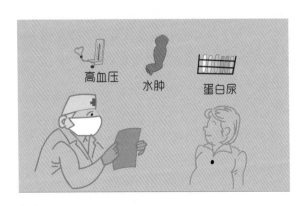

215. 妊娠期高血压疾病对妊娠的危害性是什么？

妊娠期高血压疾病对孕妇和胎儿危害性很大，在医疗上属于重点监测的疾病。孕妇可以出现肝脏、肾脏、心脏、大脑等中枢神经系统、消化系统和血液系统损害，损害的程度轻重不一，病情重的可以导致孕妇失去生命，发生脑血管意外可遗留肢体瘫痪，眼底出血导致双眼失明。胎儿可以出现子宫内生长缓慢、缺氧、早产、流产、子宫内死亡及产后窒息等。

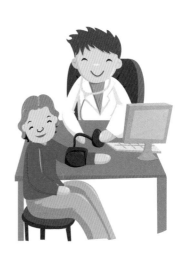

216. 妊娠期高血压疾病病人孕期医疗随访项目有哪些？

妊娠期高血压疾病的病情复杂、变化快，分娩和产后的生理变化以及各种不良刺激等均可导致病情加重。孕期需到医院随访监测，项目如下：

妊娠期高血压疾病病人孕期医疗随访项目有：

（1）基本监测：注意头痛、眼花、胸闷、上腹部不适或疼痛及其他消化系统临床症状，检查血压、体重增加情况、尿量变化和血尿常规，注意胎动、胎心等的监测；

（2）孕妇的特殊检查：包括眼底、凝血功能、重要器官功能、血脂、血尿酸、尿蛋白定量和电解质等检查，有条件的医疗机构建议检查自身免疫性疾病相关指标；

（3）胎儿的特殊检查：包括胎儿电子监护、超声监测胎儿生长发育、羊水量；如可疑胎儿生长受限，有条件的医疗机构应检测脐动脉和大脑中动脉血流阻力等

（4）检查项目频度：根据病情决定，以便掌握病情变化

（5）特殊、危急临床情况的医学监测：对怀疑子痫前期-子痫的孕妇应该行眼底检查、血电解质、胸腔和腹腔B超检查（了解肝脏、肾脏的形

态和有无胸腔、腹腔积液）、心脏彩超、心功能检查和胎儿B超检查（了解胎儿生长发育和胎盘情况）

有剧烈头痛、呕吐和肢体瘫痪的孕妇，由于不能排除脑出血等脑血管意外情况，必要时行头颅MRI检查，病情危急时可以选用头颅CT检查（有放射辐射，一般情况尽量不要选择该检查），行该检查时医生应该对家属或患者行知情告知并签署书面同意书，同时注意加强胎儿的防护。

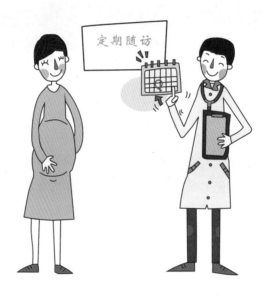

217. 妊娠期高血压疾病病人出现哪些征兆时应尽快就医？

妊娠期高血压疾病病人在整个怀孕过程中，出现不适症状时均应该及时就医或电话咨询医护人员，当出现以下情况时更应该及时就医：

（1）孕妇监测血压波动大，尤其血压升高明显（收缩压≥160mmHg和/或舒张压≥110mmHg）；

（2）新近出现的颜面部或下肢水肿；

（3）有心累、胸闷不适、头痛、呕吐、双眼突然失明、四肢或面部肌肉抽动、神志不清、上腹部不适或右上腹持续性疼痛、牙龈出血等；

（4）尿量减少，24h尿量＜500ml；

（5）监测胎动与平时情况有改变（胎动减少、短期内无胎动或胎动增多）；

（6）白带中混有血丝或有明显阴道出血，有突发阴道分泌物增多，尤其是液性的分泌物，警惕有无胎膜早破。

218．孕前已经合并有血压增高的病人在孕前和孕期有哪些注意事项？

有血压增高基础疾病的病人在孕前及孕期应该注意：

（1）在专科医生的指导下更换为妊娠期可使用的更安全的降压药物治疗，同时血压控制应该更加平稳和正常；

（2）向专科医护人员了解和咨询高血压对孕妇和胎儿的危害性；

（3）配备家用血压计，坚持监测血压并记录好监测结果；

（4）了解妊娠期间如何进行产科门诊随访并配合完善相关辅助检查；

（5）了解妊娠期高血压疾病在整个妊娠期间可能发生的危急情况；

（6）饮食注意事项见下图。

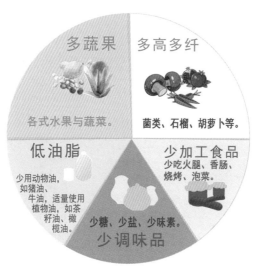

图21　高血压病人围产期饮食注意事项图

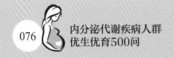
219. 哪些人群容易发生妊娠期高血压疾病？

表28　易发生妊娠期高血压疾病的人群

人群情况分类	人群特征
年龄	孕妇年龄过小或大于35岁；
个人情况	初产妇、有家族史、低社会经济状况；
既往妊娠情况	多胎妊娠、有妊娠期高血压疾病史；
合并病	慢性高血压、慢性肾炎、抗磷脂抗体综合征、遗传性易栓症、糖尿病、肥胖、高体质指数、营养不良

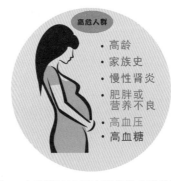

图22　妊娠期高血压疾病高危人群示意图

220. 如何降低发生妊娠期高血压疾病的风险？

表29　降低妊娠期高血压疾病风险发生的方法

人群分类	可能风险	预防方法
孕前有慢性基础疾病人群	如慢性肾脏疾病、系统性红斑狼疮、心肌炎等，尽管病情已经稳定，甚至临床上基本已经治愈，在怀孕的过程中均有可能加重，诱发妊娠期高血压疾病	严密监测血压、尿常规和医学随访
进食高盐食物人群	喜好进食咸菜、腌制品、辣椒酱、豆瓣酱等，可增加妊娠期血压增高的风险	避免进食大量高盐及油腻食物、甜食，养成良好的饮食习惯。保证孕期营养的同时，避免过度营养导致体重增加过快，根据实际情况选择适宜的运动

221. 哪些妊娠期高血压疾病病人需要药物降压治疗的目的是什么？

妊娠期降压治疗的目的是预防孕妇发生心脑血管意外和胎盘早剥等严重母婴并发症。

222. 哪些妊娠期高血压疾病病人需要药物降压治疗？

以下妊娠期高血压疾病病人需要药物降压治疗：

（1）收缩压≥160mmHg和/或舒张压≥110mmHg的孕妇应该进行降压治疗；

（2）收缩压≥140mmHg和/或舒张压≥90mmHg的孕妇，如合并以下情况可酌情选用降压药物治疗：

①多次复查血压见血压水平仍无下降，尤其孕前基础血压偏低的孕妇；②高龄、肥胖、有血糖增高、血脂增高、有家族心脑血管疾病史；③产科医生评估有高血压靶器官损害，尤其是存在蛋白尿和/或颜面浮肿、和/或下肢水肿等情况；④胎儿B超检查发现存在胎儿-胎盘并发症。

所有的降压药物治疗均必须以限制钠摄入、减轻焦虑、劳累等非药物治疗为基础，对第二种情况更应该在采用非药物治疗方式干预和严密医学随访后评估是否采用降压药物治疗。

223. 妊娠期高血压疾病降压治疗应该达到什么样的水平？

表30　妊娠期高血压疾病降压治疗目标

并发症	收缩压（mmHg）	舒张压（mmHg）
未并发器官功能损害	130 ~ 155	80 ~ 105
并发器官功能损害	130 ~ 139	80 ~ 89

注：降压过程中力求血压下降平稳，血压波动幅度不宜过大，即使在发生严重高血压，或发生急性左心功能衰竭等器官功能损害时，以平均动脉压的10% ~ 25%为宜，24h至48h内血压达到稳定，并且血压不低于130/80mmHg，以保证子宫-胎盘血流供应。

224. 妊娠期高血压疾病降压治疗的药物怎么选择?

表31 妊娠期高血压疾病病人降压治疗药物的选择

药物选择方式分类	药物种类
可选用药物	β受体阻滞剂或钙通道阻滞剂,如甲基多巴、拉贝洛尔、硝苯地平等
禁用药物	血管紧张素转化酶抑制剂(ACEI)和血管紧张素Ⅱ受体拮抗剂(ARB)类药物
慎用药物	利尿剂

注：①硫酸镁不作为降压药物使用,是治疗子痫的一线药物,也是重度子痫前期预防子痫发作的预防用药。②降压治疗时尽量减少药物的种类和剂量,同时应充分告知孕妇妊娠早期用药对胎儿重要器官发育影响的不确定性。

225. 严重妊娠期高血压疾病病人晚期妊娠的注意事项是什么?

在妊娠中晚期(特别是怀孕6个月以后),严重妊娠期高血压疾病病人应配合产科医生加强医学随访观察,在专科医生充分病情评估的基础上确定终止妊娠时机,孕妇应充分理解病情及风险,同时尊重科学的基础上配合专科医生制定合理的治疗措施,尽量保证母婴安全。

226. 妊娠期高血压疾病病人分娩期间有哪些注意事项?

妊娠期高血压疾病孕妇在分娩期间的注意事项包括:

(1)密切自我观察临床症状;

(2)监测血压并降压治疗,应将血压控制在<160/110 mmHg;

(3)监测胎心率变化;

(4)积极预防产后出血;

(5)产时、产后不可使用麦角新碱类药物。

227. 妊娠期高血压疾病病人产后如何随访血压?

妊娠期高血压疾病孕妇产后6周血压仍未恢复正常时应于产后12周再

次复查血压，与慢性高血压病鉴别，必要时建议内科诊治。

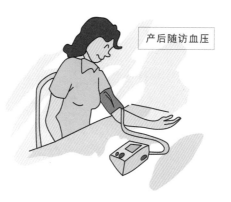

产后随访血压

（冯静　许洪梅　张晋　许丹　吕秋菊）

‖ 第六章 ‖　　妊娠合并脂代谢紊乱

228. "高血脂"含义是什么？

血脂主要包括胆固醇、甘油三酯。"高血脂"是血脂异常的一种俗称。早期医学界称为"高脂血症"，随着医学研究的深入，发现高脂血症病人不仅有血甘油三酯（TG）、和/或胆固醇（TC）、和/或极低密度脂蛋白（VLDL-c）、和/或低密度脂蛋白（LDL-c）浓度的增高，还存在对人体有保护作用的高密度脂蛋白胆固醇（HDL-c）浓度的降低，因此医学界重新定义为"脂代谢紊乱"。

脂代谢紊乱是指血脂水平异常（过高或过低），可直接或间接导致动脉粥样硬化、冠心病、胰腺炎、肾脏病变等。

229. 哪些孕妇容易发生脂代谢紊乱？

容易发生脂代谢紊乱的孕妇为妊娠伴有糖尿病、高血压、肥胖的病人，以及活动太少、过度孕期营养，及长期进食油腻、甜食等的孕妇。

230. 妊娠期血脂代谢的特点是什么？

妊娠期血脂代谢特点为：血脂水平从妊娠9周到13周开始升高，随妊娠进展逐渐上升，31周到36周达到高峰，维持高水平至分娩，于产后24小时显著下降，常于4周到6周后恢复正常水平。

231. 妊娠期脂代谢紊乱对妊娠的危害有哪些？

血脂代谢紊乱对妊娠的危害有：容易出现动脉血管粥样硬化；可累及胎盘-脐血管发生病变，发生胎儿-胎盘并发症；增加患妊娠期高血压疾病和并发症的风险；增加其他心血管疾病的风险。

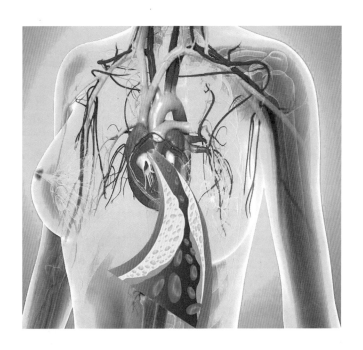

232．妊娠期脂代谢紊乱能否用调脂药物治疗？

妊娠期脂代谢紊乱尽量不选用药物治疗，尤其处于孕早期的病人，如果病情需要可选用的调脂药物有贝特类、烟酸类、依折麦布、胆酸螯合剂、普罗布考和ω-3脂肪酸制剂，但禁用他汀类药物治疗。

233．怎样预防妊娠期脂代谢紊乱？

妊娠前期至妊娠期结束采取生活方式干预，包括低脂饮食、戒烟、控制体重、适当运动锻炼，同时定期监测血脂。

244．妊娠期脂代谢紊乱如何行饮食运动治疗？

妊娠期脂代谢紊乱饮食治疗主要包括减少饱和脂肪、反式脂肪和胆固醇的摄取；增加ω-3脂肪酸、黏性纤维、植物固醇/甾醇的摄入；运动治疗主要包括适当增加有氧活动，以适当减轻体重（超重或肥胖者）。

（吕秋菊　冯静　冉兴无　杨琴）

‖第七章‖　　妊娠合并高尿酸血症

235. 什么是尿酸?

尿酸是人体内嘌呤物质分解代谢后产生的废弃物质,主要经过肾脏随尿液排出体外,一般每天体内生成尿酸的量与排泄量大致平衡。

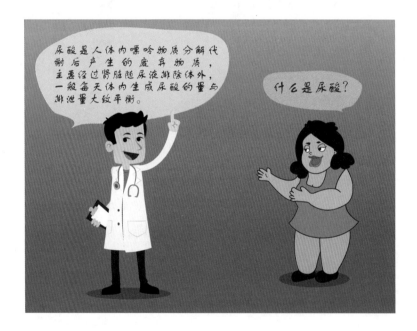

236. 体内血尿酸的来源有哪些?

血液中的尿酸一部分是进食含嘌呤的食物后产生,另一部分是体内自身合成的嘌呤物质代谢后产生,后者约占总量的三分之二。

237. 高尿酸血症的定义是什么?

高尿酸血症是指正常嘌呤饮食状态下,非同日两次空腹血尿酸水平男性$>420\mu mol/L$,女性$>360\mu mol/L$。

238. 高尿酸血症可能增加哪些疾病风险?

高尿酸血症是多种心血管疾病的危险因素，高尿酸血症患者发生代谢综合征、2型糖尿病、高血压、心血管事件等疾病的风险增高。而且与痛风有直接因果关系。

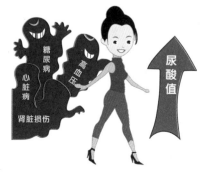

239. 什么是痛风?

痛风是由于嘌呤代谢紊乱和/或尿酸排泄障碍所致的一组临床综合征，主要表现为反复发作性的关节炎、痛风石形成和关节畸形，严重者可累积肾脏引起痛风性肾病（慢性间质性肾炎和尿酸性肾石病）。

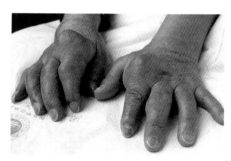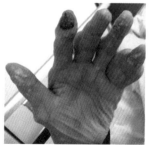

图23　痛风石图

240. 妊娠期高尿酸血症和痛风的危害是什么?

妊娠期高尿酸血症增加孕妇发生代谢综合征、2型糖尿病、高血压、心血管事件等疾病的风险，一旦合并上述疾病，会造成相应疾病的母体-胎儿并发症。

妊娠期痛风的孕妇如合并痛风性肾病，会增加妊娠期高血压疾病风险；如有反复发作的痛风性关节炎，为减少疾病的反复发作，会更加严格控制肉类等高嘌呤食物，对孕期的营养有一定的影响。

241. 患痛风的孕妇妊娠期血尿酸的控制目标是多少？

非孕人群研究发现，当血尿酸水平高于360μmol/L与痛风发作显著相关，血尿酸水平低于300μmol/L时，更加有利于痛风结石的溶解。依据上述研究结果，本书推荐有痛风的孕妇当血尿酸水平高于360μmol/L时，应该在医生的指导下、尽量不影响孕期营养的情况下，采取更加严格的饮食控制治疗。当血尿酸水平低于300μmol/L，基本不影响孕期的合理进食。

242. 妊娠期痛风病人能否用药物治疗？

妊娠期发生高尿酸血症和痛风的病人均不宜用抑制尿酸生成和促进尿酸排泄的药物治疗，在考虑孕期营养状况的情况下，采用控制饮食等非药物治疗措施。

243. 怎样预防妊娠期高尿酸血症？

妊娠期高尿酸血症的预防措施为：尽量避免过多进食海产品、浓稠肉类炖汤，平衡膳食营养，避免过度营养所导致的孕期肥胖和不合理的体重增加。

244. 妊娠期高尿酸血症的病人如何行饮食干预治疗？

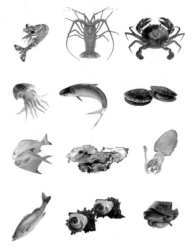

妊娠期高尿酸血症的病人应避免大量进食高嘌呤食物，如鱼肉、海鲜、动物内脏、蟹黄、火腿、香肠、花生、蘑菇、豆类、豆制品、熬制的各种肉汤等；控制饮食总热量；适当控制蛋白质的摄入量；适当多饮水以增加尿酸的排泄。

（张知文　李慧　刘欢　冯静）

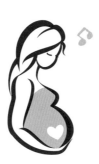

第二篇
妊娠与内分泌系统疾病

‖第一章‖ 甲状腺

第一节 甲状腺疾病基本概念

245. 甲状腺是什么器官？

甲状腺属于内分泌腺体，正常成人的甲状腺形如"H"，分为左右两个侧叶，中间以峡部相连，正常重量约20~30g。甲状腺的基本组织结构和功能单位是甲状腺滤泡，其分泌激素的增多或减少可引起相应的病理生理改变，导致内分泌疾病，表现为功能亢进、功能减退或功能正常。甲状腺功能主要受垂体与下丘脑激素分泌的调节。下丘脑、垂体与甲状腺构成调节轴，共同调节甲状腺功能。

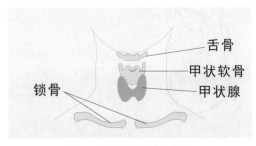

舌骨
甲状软骨
甲状腺
锁骨

图24 甲状腺解剖示意图

246. 甲状腺分泌的激素有哪些？对人体有什么作用？

甲状腺主要分泌甲状腺激素，几乎作用于机体的所有器官和组织，对人体的生长、发育、代谢、生殖和组织分化等各种功能均有影响。比如，甲状腺激素可提高组织耗氧量，促进糖、脂肪、蛋白质、矿物质、水电解质及维生素等代谢，促进神经细胞分化、增殖、移行、发育及生长，影响骨骼生长发育，影响胃肠运动和消化吸收功能等，过多的甲状腺激素可引起多器官功能障碍。另外，甲状腺的滤泡旁细胞分泌降钙素，主要调节骨矿物质代谢。

247. 妊娠期甲状腺相关激素会发生什么变化？

表32　妊娠期甲状腺相关激素的变化

激素名称	变化情况
雌激素	妊娠期雌激素水平升高，导致肝脏合成的甲状腺素结合球蛋白（TBG）增加和血清总甲状腺素（TT4）水平升高
胎盘分泌人绒毛膜促性腺激素（hCG）	妊娠初期hCG增加，hCG具有与促甲状腺激素（TSH)类似的甲状腺刺激作用，从而抑制 TSH 的分泌，表现为妊娠8～14周TSH水平降低，妊娠10～12周是TSH下降的最低点
血清游离甲状腺素(FT4)	妊娠早期FT4较非妊娠时升高10%～15%

248. 国内外指南对孕妇甲状腺疾病筛查的态度有何不同？

美国甲状腺学会（ATA）指南认为无足够证据推荐或反对在妊娠前3个月进行TSH普查，也不推荐对孕妇进行血清游离甲状腺素（FT4）普查，但在甲状腺功能减退高危孕妇中，应早期检测TSH。

我国妊娠和甲状腺疾病诊治指南推荐国内有条件的医院和妇幼保健部门对妊娠早期妇女开展甲状腺疾病筛查，最好在孕前筛查。

249. 我国为何要建议所有孕妇进行甲状腺疾病筛查？

因为甲状腺疾病是我国育龄妇女的常见病之一（见表33），且近年国内外多项研究显示这些疾病对妊娠结局和后代神经智力发育存在不同程度的负面影响，而治疗手段经济又安全。若仅仅在高危妊娠人群中筛查，有30%～80%的甲亢、亚临床甲亢或者甲减、亚临床甲减漏诊。

表33　我国甲状腺疾病患病率

甲状腺疾病	育龄妇女的患病率（%）	妊娠前半期妇女的患病率（%）
临床甲减	0.77	0.6
亚临床甲减	5.32	5.27
甲状腺过氧化物酶抗体（TPOAb)阳性	12.96	8.6

所以我国指南推荐国内有条件的医院和妇幼保健部门对妊娠早期妇女开展甲状腺疾病筛查，最好在孕前筛查。强烈推荐高危妊娠人群筛查。建议我国的孕妇均按照本国的指南要求最好在孕前进行甲状腺疾病筛查。

250. 哪些是妊娠期甲状腺疾病的高危人群？

妊娠期甲状腺疾病高危人群有：

（1）有甲状腺疾病史和（或）甲状腺手术史（或）131$^\text{I}$治疗史；

（2）有甲状腺疾病家族史；

（3）甲状腺肿；

（4）甲状腺自身抗体阳性的妇女；

（5）有甲减或甲减的症状或临床表现；

（6）1型糖尿病；

（7）其他自身免疫病；

（8）不孕妇女；

（9）曾行头颈部放射治疗；

（10）肥胖症（体重指数＞40 kg/m^2）；

（11）30岁以上妇女；

（12）服用胺碘酮治疗，最近碘造影剂暴露的妇女；

（13）有流产、早产史；

（14）居住在已知的中重度碘缺乏地区妇女。

251. 孕妇甲状腺疾病筛查最佳时机是什么时候？

甲状腺疾病筛查最佳时机为孕前，若已妊娠筛查时机选择在妊娠第8周前。

252. 孕妇甲状腺疾病主要筛查哪些项目？

孕妇甲状腺疾病筛查指标选择血清TSH、FT4、TPOAb和甲状腺球蛋白抗体（TgAb）。若既往有甲亢的患者，建议加查促甲状腺激素受体抗体

（TRAb），有条件的地区可查促甲状腺激素受体刺激抗体（TSAb）。由于尚无研究证实治疗母亲低T4血症的益处，所以妊娠期也不建议普遍单独筛查FT4。对于有甲状腺功能异常病史的病人应在初次产检时检测甲状腺功能。

253．妊娠期特异性血清甲状腺指标参考值是什么意思？

妊娠期特异性的血清甲状腺指标参考值是指：各地区或各医院按本地的检验标准专门建立的适合本地区孕妇使用的血清甲状腺激素指标的参考值。

妊娠期参考值分为两类：①本医院或者本地区建立的妊娠期参考值；②指南推荐的妊娠期参考值。若未建立本医院或本地区的特异的妊娠期参考值，建议采用指南推荐的妊娠期参考值。

254．为什么要建立妊娠期特异性血清甲状腺指标参考值？

女性妊娠后体内甲状腺激素水平会发生很大的代谢变化，势必带来血清甲状腺指标参考值的变化。同时影响正常人群TSH测定值的因素还包括所在地区的碘营养状态和检测试剂。所以建议各个地区和医院建立自己的妊娠期特异性血清甲状腺指标参考值。

255．如何建立妊娠期特异性血清甲状腺指标参考值？

妊娠期血清甲状腺指标参考值建立标准（美国临床生化研究院标准）：

（1）妊娠妇女样本量至少120例；

（2）排除TPOAb、TgAb阳性者（免疫化学发光等敏感测定方法）；

（3）排除有甲状腺疾病个人史和家族史者；

（4）排除可见或者可以触及的甲状腺肿；

（5）排除服用药物者（雌激素类除外）。

妊娠期TSH和FT4参考值具有孕龄特异性。

美国甲状腺学会（ATA）指南推荐的妊娠期参考值是妊娠三期特异的

参考值，即T1期妊娠1～12周（妊娠早期），T2期妊娠13～27周（妊娠中期），T3期妊娠28～40周（妊娠晚期）。建立妊娠期TSH和FT4参考值可以选择95%可信区间。

256. 孕期TSH正常参考值是多少？

因孕早期激素水平改变，TSH水平下限较非妊娠妇女平均降低，TSH水平降低发生在妊娠8～14周，妊娠10～12周是下降的最低点。

2011年ATA指南首次提出的妊娠三期特异的TSH参考值，即T1期0.1～2.5mIU/L、孕中期（T2期）0.2～3.0 mIU/L、孕晚期（T3期）0.3～3.0 mIU/L。

我国妊娠和产后甲状腺疾病诊治指南按检验试剂单位不同建立了4个参考值，如下

表34　中国妊娠妇女血清TSH参考值（2.5th～97.5th）

试剂公司	TSH（mIU/L）			方法
	T1期	T2期	T3期	
DPC	0.13～3.93	0.26～3.50	0.42～3.85	化学发光免疫分析法
Abbott	0.03～3.60	0.27～3.80	0.28～5.07	化学发光免疫分析法
Roche	0.05～5.17	0.39～5.22	0.60～6.84	电化学免疫分析测定法
Bayer	0.03～4.51	0.05～4.50	0.47～4.54	化学发光免疫分析法

注：推荐各地区及医院建立自己的妊娠期特异性的血清甲状腺指标参考值。

257. 孕妇甲状腺功能状态对胎儿的影响有哪些？

妊娠期妇女甲状腺功能状态与妊娠结局直接相关。

正常水平的甲状腺激素对胎儿脑组织的形成至关重要。甲状腺激素在整个妊娠期间都是必需的，尤其是妊娠初期第3～5个月。

表35　孕妇甲状腺功能状态对胎儿的影响

甲状腺功能状态	控制不良对胎儿的影响
甲状腺毒症	与流产、早产、低体重儿、宫内生长限制、死产（胎儿在分娩时死亡）
临床甲减	损害后代的神经智力发育，增加早产、流产、低体重儿、死胎和妊娠高血压等风险
亚临床甲减	增加不良妊娠结局和后代神经智力发育损害的风险
单纯性低甲状腺素血症	对胎儿发育不良影响尚不清楚

258. 患甲状腺疾病的女性孕前准备有哪些?

患甲状腺疾病的女性孕前均应咨询内分泌专科医生，若孕前健康筛查发现甲状腺功能异常的女性，先进行相应的疾病诊断及鉴别诊断。

甲状腺疾病诊断后，孕前应在内分泌专科医生指导下，对相关的甲状腺疾病进行正规的治疗和定期的随访复查。

后面我们将在每一类疾病中给予具体孕前准备和时机指导。

（张知文　张晋　冉兴无）

第二节　功能正常的甲状腺结节

259. 什么叫单纯性甲状腺肿?

单纯性甲状腺肿是由甲状腺的非炎性或非肿瘤性原因阻碍甲状腺激素合成而导致的代偿性甲状腺肿大。通常情况下这类病人既无甲亢也无甲减仅仅只有甲状腺的弥漫性或结节性肿大，女性多见。

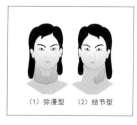
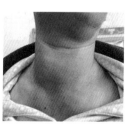

（1）弥漫型　（2）结节型

图25　甲状腺肿大图及分类示意图

260. 甲状腺结节的患病率是多少？

甲状腺结节非常常见，医生触诊发现的一般人群的甲状腺结节患病率为3～7%，高清晰的超声检查发现甲状腺结节患病率达20%～70%，多为良性，恶性仅占甲状腺结节的5%左右。呈地区性分布的称为地方性甲状腺肿，我国约有3500万人患有此病。

261. 甲状腺结节的患病率与妊娠有无关系？

甲状腺结节的患病率与妊娠是有关系的。目前比利时、中国、德国的3项研究评估了孕妇甲状腺结节的患病率以及妊娠对结节大小影响。研究发现孕妇甲状腺结节的患病率在3%～21%之间不等，并随着妊娠次数的增加而增加。

262. 单纯性甲状腺肿的患者能怀孕吗？

单纯性甲状腺肿的患者应视具体情况确定可否怀孕。如良性结节压迫气管或食管，或甲状腺细针穿刺细胞学检查证实结节良性，但是结节生长迅速或超声显示可疑恶性病变者，应考虑手术治疗后怀孕。如结节生长不明显、结节病理检查为良性或不确定良恶性时不需要手术治疗，可以怀孕。

263. 甲状腺结节病人孕前准备有哪些？

甲状腺结节女性孕前应咨询内分泌专科医生，先进行相应的鉴别诊断和治疗。甲状腺结节病人孕前准备需要检查的项目有：（1）血清学检查：包括血清促甲状腺激素、甲状腺激素、甲状腺自身抗体、甲状腺球蛋白、血清降钙素等，能够评估结节的功能；（2）病理检查：甲状腺细针穿刺细胞学检查，最可靠、最有价值的判断结节良恶性的诊断方法；（3）影像学检查：包括甲状腺彩超、甲状腺MRI或CT检查、甲状腺核素显像，对甲状腺的大小、形态、血流情况进行评估，对发现胸骨后甲状腺肿有诊断价值。

如甲状腺结节确诊为甲状腺癌，在妊娠前有淋巴结转移或持续增大，建议手术治疗。选择甲状腺手术或131I治疗后，需给予左甲状腺素片

（L-T4）替代治疗，至少要保持6个月的甲状腺激素稳定状态后再妊娠。

如孕妇居住在碘缺乏地区，甲状腺结节的原因考虑为碘缺乏所致的甲状腺肿。孕前保证充足的碘摄入，以保证甲状腺内充足的碘储备，能够满足怀孕期间甲状腺激素需求的增加。

264. 甲状腺结节的患者孕期需定期复查什么指标？

如果甲状腺结节病人已经怀孕，需要4周复查一次血清促甲状腺激素、甲状腺激素、甲状腺自身抗体、甲状腺球蛋白、血清降钙素；3个月复查一次甲状腺彩超检查。

妊娠期间如果结节生长迅速或超声显示可疑恶性病变者，可以做甲状腺细针穿刺检查进一步明确结节性质；如果考虑甲状腺结节良性的可能性大，甲状腺细针穿刺检查可以推延在产后进行；但是孕妇禁止做甲状腺核素显像检查及治疗。

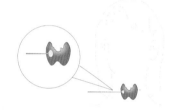

图26　甲状腺细针穿刺术示意图

265. 妊娠期发现甲状腺结节怎么办？

妊娠期间若发现甲状腺结节，可以行上题所述的检查及甲状腺细针穿刺检查以明确结节的性质。

表36　妊娠期甲状腺结节处理方法

甲状腺结节性质	处理方法
若确定是良性甲状腺结节	孕期不建议补充L-T4治疗甲状腺结节，仅需定期复查
若证实结节良性，但是生长迅速或超声显示可疑恶性病变者，或良性结节压迫气管或食管	可以考虑进行手术治疗，手术时机应选择在T2期，此时手术对母亲和胎儿影响最小
若结节在孕期生长不明显、结节病理为良性或不确定良恶性	不需要手术治疗，手术可以推延在产后进行

甲状腺癌的孕期处理我们在后面相关章节有详细指导。

（杨琴　张晋　张知文　许丹）

第三节　甲状腺功能亢进症（甲亢）

266. 什么叫甲状腺毒症？

甲状腺毒症是指任何原因引起的血液循环中的甲状腺激素（TH）过多，引起以神经、循环、消化等系统兴奋性增高和代谢亢进为主要表现的一组临床症状。

267. 甲状腺毒症和甲状腺功能亢进症有什么不同？

甲状腺毒症包括了甲状腺功能亢进症（即甲亢），甲亢只是甲状腺毒症中的一种类型，因为TH过量既可来源于甲状腺病变，又可来源于非甲状腺病变甚至含TH的药物等原因，但因为习惯原因，我们仍将甲状腺毒症同称为甲亢。

268. "大脖子"就是甲亢吗？

"大脖子"医学上称之为甲状腺肿大，"大脖子"不一定是甲亢。"脖子大"的病因较多，甲状腺的病因包括单纯性甲状腺肿、弥漫性毒性甲状腺肿（Graves病）、甲状腺腺瘤、甲状腺囊肿、甲状腺癌、急性化脓性甲状腺炎、亚急性甲状腺炎、慢性淋巴细胞性甲状腺炎、硬化性甲状腺炎等。甲状腺外的因素包括颈部淋巴结肿大、颈部深浅组织炎症、颈动脉瘤等。

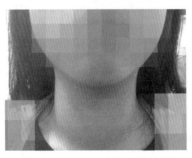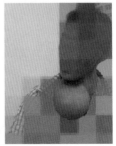

图27　甲状腺肿大图

269. 甲亢的病因是什么？

甲亢病因分类为：

（1）甲状腺性甲亢：①弥漫性毒性甲状腺肿（Graves病）；②多结节性毒性甲状腺肿；③毒性甲状腺腺瘤（Plummer病）；④自主性高功能甲状腺结节；⑤多发性自身免疫性内分泌综合征伴甲亢；⑥滤泡状甲状腺癌；⑦新生儿甲亢；⑧母亲患甲亢所致；⑨遗传性毒性甲状腺增生症/遗传性毒性甲状腺肿；

（2）垂体性甲亢：①垂体TSH瘤；②垂体型TH不敏感综合征；

（3）伴瘤综合征性或HCG相关性甲亢：①恶性肿瘤伴甲亢（分泌TSH或TSH类似物等）；②HCG相关性甲亢（绒毛膜癌/葡萄胎/侵蚀性葡萄胎/多胎妊娠等）；

（4）卵巢甲状腺肿伴甲亢；

（5）医源性甲亢；

（6）暂时性甲亢：①亚急性甲状腺炎（包括亚急性肉芽肿性甲状腺炎［de Quervian甲状腺炎］；ⓐ亚急性淋巴细胞性甲状腺炎［产后/干扰素/白细胞介素-2/锂盐等］；ⓑ亚急性损伤性甲状腺炎［手术/活检/药物等］；ⓒ亚急性放射性甲状腺炎）；②慢性淋巴细胞性甲状腺炎。

270. 甲亢的临床表现有哪些？

甲亢常见的临床表现为：甲状腺长大、怕热、多汗、疲乏无力、体重下降、多食易饥、突眼、心慌、心率增快、心律失常、腹泻、月经稀少、性功能障碍等；部分病人可出现血糖血压升高；严重者可出现甲亢性心脏病、肌肉病变、周期性瘫痪、精神症状及甲亢危象。

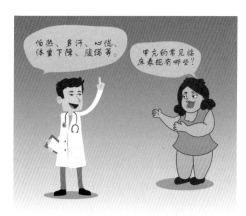

271. 甲亢诊断思路是什么？

首先明确甲状腺毒症的诊断，主要通过测定血清TSH和甲状腺激素水平；其次确定甲状腺毒症是原发性还是继发性；最后确定引起甲亢的原因。也就是先明确功能诊断，再确定病因诊断。

272. 弥漫性毒性甲状腺肿（Graves病）怎么诊断？

根据病人的甲亢相应临床表现（如280题所述），结合血清TSH降低，FT3、FT4（或TT3、TT4）升高即可诊断甲亢；再结合有突眼、弥漫性甲状腺肿、血TSAb或者TRAb阳性等可诊断Graves病。但一定要排除其他所有导致甲亢的病因后才能最后诊断该病。

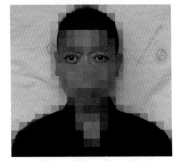

图28　甲亢突眼面容图

273. 什么叫桥本氏甲亢？

桥本氏甲亢也称桥本甲状腺毒症、慢性淋巴细胞性甲状腺炎。本病多见于中年女性，起病缓慢，无意中发现甲状腺肿大、咽部不适，有或者无颈前的疼痛，可单侧或双侧甲状腺肿大，质地较硬，患者血清中甲状腺球蛋白抗体（TgAb）和甲状腺过氧化物酶抗体（TPOAb）阳性，甲亢、甲减、甲状腺功能正常可能交替出现。

274. 桥本氏甲亢怎么诊断？

桥本氏甲亢的诊断应具备以下条件：

（1）甲状腺肿大，呈弥漫性或结节性，质硬，无明显压痛，无血管杂音；

（2）TgAb、TPOAb浓度高于正常；

（3）甲状腺摄取131^{I}率一般偏低，但也有少数正常或者偏高，因病变的阶段不同，表现亦不一；

（4）碘过氯酸钾释放试验阳性；

（5）血中甲状腺激素浓度如FT3、FT4(或TT3、TT4)高于正常；

（6）具有甲亢的一般表现；

（7）细针穿刺甲状腺组织活检，表现为淋巴细胞浸润性甲状腺炎。

275．孕妇为什么容易发生甲亢？

孕妇容易发生甲亢原因有：

（1）妊娠妇女肾脏对碘的清除率增加，机体对碘的需要量增加；

（2）胎儿需要的甲状腺激素和碘会增加孕妇的代谢负担；

（3）血清甲状腺结合球蛋白升高，会引起TT3、TT4的升高；

（4）高浓度的人绒毛膜促性腺激素具有刺激甲状腺功能的作用，可引起甲亢；

（5）妊娠期间孕妇甲状腺自身免疫稳定功能在产后失代偿可导致产后甲状腺炎的产生。

276．妊娠期甲亢的患病率是多少？

妊娠期甲亢的患病率国内外资料显示不一。

2015年美国妇产医师协会发布的《妊娠甲状腺疾病临床指南》指出有0.2%的孕妇存在甲亢，其中约95%为毒性弥漫性甲状腺肿，即Graves病。

2012年中国《妊娠和产后甲状腺疾病诊治指南》中指出妊娠期甲状腺毒症的患病率为1%，其中临床甲亢0.4%，亚临床甲亢0.6%。分析其病因，Graves病占85%，妊娠甲亢综合征占10%，其他甲亢占5%。

277．妊娠期生理变化怎么和妊娠期甲亢鉴别？

妊娠早期的孕妇往往有呕吐、怕热多汗、心悸不适、乏力、焦虑等生理变化，容易和妊娠期甲亢混淆不清，两者需鉴别。

妊娠期生理变化由孕期激素的变化导致，其实验室检查表现为妊娠早期TSH水平下降，妊娠3个月后绝大部分可以恢复正常，个别病人会持续

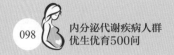
整个孕期TSH均低于正常；但FT4、FT3正常。妊娠期甲亢TSH全程降低，FT4、FT3明显增高。

278. 妊娠期甲亢的诊断标准是什么？

妊娠期甲亢诊断标准为：血清TSH＜0.1mIU/L，FT4高于正常值上限，需要排除妊娠甲亢综合征。

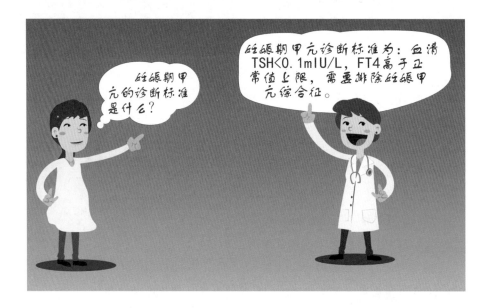

279. 什么是妊娠甲亢综合征？

妊娠甲亢综合征是一种短暂的甲状腺功能亢进症。主要是妊娠期hCG升高所致。临床特点是妊娠8～10周发病，有甲亢的心悸、焦虑、多汗等高代谢症状，常伴有呕吐；血清FT4和TT4升高、TSH降低或不能测及，甲状腺自身抗体不升高。该病需要和Graves病鉴别，并在妊娠16周自行消失。该病亚洲国家较欧洲国家多见。

280. 妊娠甲亢综合征和Graves病怎么鉴别?

表37 妊娠甲亢综合征和Graves病的鉴别要点

疾病	甲亢病史	血清FT4或TT4	血清TSH	TRAb TSAb	甲状腺肿大	突眼
妊娠甲亢综合征	无	妊娠早期升高	降低或无法检出	阴性	常无	无
妊娠伴Graves病	可有	升高	降低或无法检出	常阳性	常有	有

291. 妊娠期甲亢病人的严重程度怎么判断?

目前妊娠期甲亢的严重程度是以基础代谢率(BMR)为依据来划分的:以孕前患者的正常BMR为基础。正常BMR的计算方法为:(脉率+脉压差)-111。

表38 妊娠期甲亢病人严重程度分类

甲亢程度分类	BMR增高
正常情况	10%左右
轻度甲亢	20-30%
中度甲亢	30-60%
重度甲亢	大于60%

282. 妊娠甲亢综合征如何处理?

妊娠甲亢综合征的处理目前尚缺乏足够的依据,当病人症状较轻时,建议密切观察临床表现及血清FT4、TT4、TSH的变化,对症处理。如呕吐剧烈时可补液、维持水电解质平衡,一般不推荐给予抗甲状腺药物(ATD)治疗。

有研究认为:当有较重的甲亢症状、FT4或FT3极度增高,对症治疗一周以上而不能缓解呕吐时,应给予ATD治疗,如孕中期剧吐缓解,药物即可停用;如果在妊娠中期甲亢症状仍未缓解,且FT4或FT3仍明显增高时应当继续给予ATD治疗。

283. 妊娠期间可以行甲状腺细针穿刺检查吗？

妊娠期间如果病情需要可以行甲状腺或淋巴结细针穿刺抽吸活检，该检查对孕妇没有额外风险。

284. 妊娠期间可以行甲状腺核素扫描和治疗吗？

妊娠期间绝对禁忌使用放射性核素扫描和治疗。比如甲状腺吸碘功能试验、甲状腺131¹治疗等，这类检查及治疗均涉及放射性物质，有肯定的证据对胎儿有影响，因此禁止使用。

285. 妊娠期甲亢病人的治疗药物怎么选择？

妊娠期甲亢病人的药物选择应遵循以下的原则：妊娠早期首选丙硫氧嘧啶，因甲巯咪唑可能导致胎儿皮肤发育不全及先天性畸形；妊娠中晚期推荐首选甲巯咪唑，因丙硫氧嘧啶存在严重肝损伤的风险，包括肝衰竭和死亡。

286. 妊娠期甲亢病人治疗时药物使用方法和非孕期有什么不同？

表39　孕期、非孕期甲亢病人药物治疗不同点

疾病分类	药物使用方法
非妊娠期甲亢	如果药物半衰期长，是可以每天一次服用的，如甲巯咪唑可以每天服用一次
妊娠期甲亢	丙硫氧嘧啶及甲巯咪唑均需要将药物分次服用，因治疗甲亢的药物均可通过胎盘影响胎儿，这样用药可以减少药物对胎儿的副作用

287. 抗甲状腺药物治疗有效后是以TSH为标准开始减量吗？

抗甲状腺药物治疗有效后不是以TSH为标准开始减量，因为TSH的反应速度要滞后4～6周，故在血清FT4正常后的几周内TSH仍可很低，所以药物减量以TSH为标准的话，极易出现甲减，对胎儿产生不良影响；治疗减量要以病人的症状和FT4为依据。

288．Graves病人可以怀孕吗？怀孕最佳时机是何时？

Graves病人可以怀孕，应在孕前咨询内分泌科医师，在使用抗甲亢药物治疗并将甲状腺激素（包括血清TT3、TT4、FT3、FT4）水平和血清TSH控制在正常范围后方可考虑怀孕，怀孕的最佳时机是在使用的抗甲状腺药物已减量至维持剂量，或已完成整个抗甲亢药物治疗疗程停药后。

289．桥本氏甲亢病人什么时候可以怀孕？

桥本氏甲亢病人在甲状腺功能指标控制在正常范围时就可以怀孕，指标包括血清总T3、游离T3、总T4、游离T4、TSH。

290．甲亢病人孕前需要检查哪些项目？

甲亢病人孕前检查必须在内分泌科专科医师的指导下完成，需要检查的项目有血清TT3、TT4、FT3、FT4、TSH、TRAb、TPOAb、TgAb、甲状腺彩超；其中TT3、TT4、FT3、FT4、TSH均在正常范围方可考虑备孕。

291．甲亢病人备孕期治疗方案如何选择？

表40　甲亢病人备孕期治疗方案

分类	具体治疗方案
ATD治疗	甲巯咪唑和丙硫氧嘧啶对母亲和胎儿都有风险，但甲巯咪唑有可能致胎儿畸形的风险，所以建议计划怀孕前停用甲巯咪唑，改用丙硫氧嘧啶。妊娠T1期优先选用丙硫氧嘧啶，若不能使用丙硫氧嘧啶的病人，甲巯咪唑为二线选择；T1期使用丙硫氧嘧啶的病人，T1期后需改换药物为甲巯咪唑，避免丙硫氧嘧啶的肝脏毒性发生
131I治疗	治疗前48小时需做妊娠试验，核实是否怀孕，以避免131I对胎儿的辐射作用
手术治疗	若患者孕前检查TRAb滴度过高，计划在2年内怀孕者，应当选择甲状腺手术切除；因为应用131I治疗后，TRAb保持高滴度数月之久，影响胎儿的质量 甲状腺手术或者131I治疗6个月后方可怀孕，这个阶段接受L-T4的替代治疗，使血清TSH维持在0.3～2.5mIU/L水平

292．甲亢病人孕期治疗中怎样监测甲状腺相关指标？

甲亢病人若孕期需要治疗，治疗开始每2～4周监测一次TSH和FT4，达到目标值后每4～6周监测一次，FT4是监测的主要指标。因为孕期伴甲亢，TSH几乎测不到，为了避免过度治疗引起甲减对胎儿产生影响，应将FT4控制在正常值上限，不建议血清TT3作为监测指标，因为有文献报道TT3到正常值时，胎儿TSH已经升高，可能出现胎儿甲状腺肿大或甲状腺功能减退。

293．妊娠甲亢处理不当对母儿的影响是什么？

妊娠甲亢如未得到有效治疗，会增加妊娠妇女重度子痫、心脏功能衰竭、甲亢危象等疾病的发生风险；同时会显著提高胎儿甲亢、甲减、甲状腺肿大、早产、出生低体重、流产、死胎等不良结果的风险。

294．妊娠甲亢病人甲状腺功能控制的最佳目标是多少？

ATD可以通过胎盘屏障。为了避免对胎儿的不良影响，应当使用最小剂量的ATD实现其控制目标，即孕妇血清FT4值接近或者轻度高于参考值上限。

295．孕妇可否采取手术治疗甲亢？

建议在妊娠期间原则上不采取手术治疗甲亢。

但若孕妇患有甲亢，又有以下情况者可选择采取甲状腺切除术：①对ATD过敏不能使用；②需要很大剂量的ATD才能控制甲亢；③患者不依从ATD治疗。

296．妊娠期间甲状腺手术如何选择最佳时机？

如果孕妇如上题所述确实需要行甲状腺切除术治疗，手术选择的最佳时期是妊娠中期的后半期，即妊娠22～28周。

297．妊娠期间甲状腺手术术前准备药物有哪些？

妊娠期间甲状腺手术术前准备可以使用β肾上腺素受体阻断剂和短期的碘化钾溶液（50～100mg/d）。

298．哺乳期甲亢病人能用抗甲状腺口服药物吗？

哺乳期甲亢病人能否使用抗甲状腺口服药物目前缺乏有力的证据。建议哺乳期甲亢病人可以用口服中等剂量的抗甲状腺药物（丙硫氧嘧啶小于300mg/d，甲巯咪唑20～30mg/d，药物在乳汁中浓度很低，对后代生长发育及智商无不良影响，因丙硫氧嘧啶的肝脏损伤作用，建议首选甲巯咪唑。

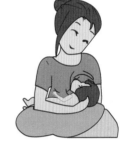

服药方法和妊娠期一样是哺乳后分次服用，下一次哺乳应在服药4h后进行；需要监测胎儿的甲状腺功能。

299．孕期用抗甲状腺药物（ATD）治疗甲亢可联合使用左甲状腺素吗？

孕妇在用ATD治疗甲亢时是否加用左甲状腺素仍有争议。两药联用会加大ATD的用量，但ATD要通过胎盘，而左甲状腺素基本不通过胎盘，所以会造成胎儿甲减或甲状腺肿大的概率增大，对胎儿不利，因此不建议两药联用。

300．妊娠期甲亢病人的胎儿如何监护？

孕妇若患甲亢，需要密切监测TRAb、FT4、TSH水平，甲亢未控制或TRAb持续高滴度阳性等均会影响胎儿健康。患者需要专业的医疗团队共同诊治，包括产科专家、新生儿科专家、内分泌专家、麻醉科专家等。在医生指导下要定期做胎儿超声检查，早期发现胎儿甲亢及胎儿甲状腺肿大；如母亲TRAb阳性且接受ATD治疗，超声检查提示胎儿甲状腺肿，为明确胎儿甲状腺功能状态，可考虑脐静脉血检测，单纯TRAb阳性不是脐静脉穿刺指征。

301．Graves病妊娠妇女，胎儿和新生儿甲亢的患病率是多少？

Graves病妊娠妇女胎儿和新生儿甲亢的患病率约1%。主要发生在有高滴度TRAb的Graves病孕妇中，通常TRAb＞30%，TSAb＞300%。胎儿甲亢容易在T2期发病，先有胎儿甲亢，出生后即为新生儿甲亢。新生儿体内的TSAb平均持续1个月，长者可以延至产后4个月。随着新生儿TSAb消失，新生儿甲亢缓解。

302．胎儿甲亢如何诊断？

Graves病的孕妇若存在持续的高滴度的TRAb，孕妇在T2期时可能先出现胎儿甲亢，出生后为新生儿甲亢。

出现以下情况应考虑胎儿甲亢的可能：

（1）体征：心动过速是怀疑胎儿甲亢的最早体征，心率大于170次/分，持续10分钟以上。

（2）超声检查：发现胎儿生长受限、胎儿甲状腺肿、骨成熟提前、充血性心力衰竭及胎儿水肿。

胎儿心率正常值：正常妊娠21～30周140次/分，31～40周135次/分。

303．新生儿甲亢如何诊断？

新生儿甲亢往往出现在出生后10天左右，母亲患有甲亢并有高滴度的TRAb、TSAb的新生儿需要密切监测新生儿甲状腺功能，新生儿如出现明显甲状腺毒症的症状，血清FT3、FT4、TT3、TT4增高，TSH降低即可诊断新生儿甲亢。

304．新生儿甲亢如何治疗？

新生儿甲亢的治疗包括抗甲状腺药物、碘剂和其他对症治疗。治疗疗程短，一般治疗1～3月，从母体中带来的TRAb从新生儿体内清除后即可停药。

可用普萘洛尔每天每公斤体重1~2mg，分三次口服治疗心动过速；若有心衰仅可用甲巯咪唑，分三次口服，或卢戈氏液（碘剂）每次1滴，每天三次。

305．患甲亢的孕妇分娩的新生儿可能出现哪些症状？

表41　甲亢孕妇分娩的新生儿可能出现的临床症状

疾病分类	临床表现
新生儿甲减症状	舌大、蛙腹、皮肤发花、体温不升、反应差、四肢张力低、进食少、排便延迟、体重不长；个别有肺不成熟，肺透明膜病
新生儿甲亢症状	发生在产后数日（5~10天），表现有小头、甲状腺肿大、双眼球突出或睁大、炯炯有神、皮温高，严重者伴有高热、心率呼吸加速等甲亢危象表现。尚有爱哭闹、吃奶量大、大便次数多、体重不增等 新生儿甲亢有时延迟发作，因此建议延长新生儿住院时间以便观察，出院时医生还应向产妇交代可能发生的问题，新生儿如有异常及时来院检查并随诊

306．甲亢孕妇所生的新生儿应做哪些检查？

患甲亢的孕妇所生的新生儿应分别在胎儿出生10天内、1月、3月监测FT4、TSH、TRAb，有异常情况及时到儿科就诊。新生儿甲状腺功能异常通常为一过性，大多数在3月内能够自行恢复。

307．孕妇合并甲亢容易发生甲亢危象吗？

孕妇合并甲亢发生甲亢危象较少见，一般会在合并感染、强烈的精神刺激时诱发，病死率高达10~20%，如抢救不及时病死率可升高至75%。因此抢救该类病人时应首先考虑孕妇的生命安全，暂不考虑对胎儿的影响，必须和患者及家属做好医患沟通防止医疗纠纷。一旦发生甲亢危象立即抢救，待病情稳定后2~4h终止妊娠，以剖宫产为宜。

308．甲亢孕妇如何选择分娩方式?

甲亢孕妇若甲状腺功能控制良好,一般经阴道分娩不会有太大风险,应给予病人精神鼓励,尽量缩短第二产程避免加重心脏负担。若病人有心功能不全等情况,可放宽剖宫产指征。

（ 张知文　杨琴　张晋　王俐　许红梅）

第四节　甲状腺功能减退症（甲减）

309．什么是甲状腺功能减退症?

甲状腺功能减退症是由于甲状腺激素合成和分泌减少或组织利用不足导致的全身代谢减低综合征。临床上常称为甲减。临床甲减的患病率为1%左右,女性较男性多见。

310．甲减的临床表现及体征有哪些?

甲减起病比较隐匿,往往需要较长的时间才会逐步出现症状。甲减临床表现有:

（1）典型症状为怕冷、乏力、手足肿胀、记忆力减退、少汗、体重增加、便秘、月经紊乱或月经过多,不孕等,严重者嗜睡;

（2）常见体征有表情呆滞、声音嘶哑、面色苍白、颜面眼睑水肿、唇厚舌大、皮肤干燥,跟腱反射时间延长,脉率减慢;严重者可出现心包积液和心力衰竭、昏迷。

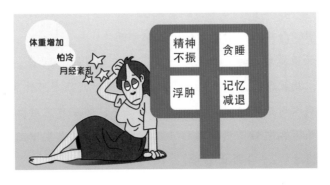

311. 甲减怎么诊断?

甲减的诊断标准为:

(1)病史:有无甲状腺手术、甲亢131$^\text{I}$治疗、Graves病使用ATD治疗、桥本甲状腺炎病史和家族史等;

(2)临床表现:病人有上题所述的临床症状和体征;

(3)甲状腺功能及相关指标:①原发性甲减血清TSH升高,TT4和FT4均降低,升高和降低的水平和病情程度相关,血清TT3、FT3早期正常,后期降低;②血清TSH和TT4、FT4是诊断甲减的第一线指标,其中FT4已被国内外指南认为是反映妊娠期甲状腺功能最可靠的指标;③TPOAb和TgAb是确定原发性甲减病因的重要指标(包括桥本氏甲状腺炎和萎缩性甲状腺炎),一般认为TPOAb的意义较为肯定;

(4)其他检查:轻、中度贫血,血清总胆固醇、心肌酶谱可以升高,部分病例血清催乳素升高、蝶鞍增大。

312. 妊娠期临床甲减患病率是多少? 怎么诊断?

妊娠期临床甲减的患病率美国报道为0.3%~0.5%,国内报道患病率1.0%。

妊娠期临床甲减诊断标准为符合以下条件:

(1)血清TSH大于妊娠期参考值上限,血清FT4小于妊娠期参考值下限;

(2)如果血清TSH>10mIU/L,无论FT4是否降低,都可以诊断为临床甲减并按临床甲减处理。

313. 妊娠期亚临床甲减患病率是多少? 如何诊断?

亚临床甲减在全球孕妇中的患病率为2%~2.5%,在中国孕妇为4%,显著高于其他国家和地区。

妊娠亚临床甲减诊断标准为符合以下两项条件者:

(1)孕妇血清TSH大于妊娠期特异参考值的上限,但小于10mIU/L;

(2)血清FT4在参考值范围之内。

314. 什么是妊娠期单纯性低T4血症?

妊娠期单纯性低T4血症是指TSH水平正常, FT4水平低于参考范围第5或10个百分位数值。

315. 妊娠甲减对母儿有什么影响?

综合国内外资料, 不管是妊娠临床甲减还是亚临床甲减, 均可能增加妊娠不良结局的风险如子痫前期、早产、低出生体重和流产等风险, 死胎风险升高, 还可能损害婴儿神经系统、认知功能, 对胎儿神经心理发育存在不良影响, 包括视力发育受损、神经发育延迟和智商降低等。

316. 甲减的病因有哪些?

甲减的病因很多, 包括:

(1)原发性甲减: 甲状腺炎、甲状腺手术、放射性碘治疗后、甲状腺癌晚期、抗甲状腺药物过量、摄入碘化物过多等;

(2)继发性甲减: 垂体或下丘脑病变。

引起临床甲减最常见原因是自身免疫甲状腺炎, 约占80%。其次为甲状腺手术和131$^\text{I}$治疗等。

317. 妊娠期临床甲减需要治疗吗? 如何治疗?

妊娠期临床甲减一旦确诊, 必须立即开始治疗, 尽早达标。

表42 妊娠期临床甲减治疗方法

甲减病情	治疗方法
一般甲减	治疗首选左甲状腺素治疗, 不建议使用三碘甲状腺原氨酸(T3)和干甲状腺素片治疗; L-T4起始剂量50~100$\mu g/d$, 根据患者的耐受程度增加剂量, 尽快达标。
严重甲减	开始治疗的数天内给予两倍替代剂量。
合并心脏病	需要缓慢增加剂量。

318. 妊娠期临床甲减治疗的目标是什么？

妊娠期临床甲减的治疗目标：临床甲减症状和体征消失，TSH、TT4、FT4值维持在正常范围。

表43　妊娠期临床甲减TSH治疗目标

妊娠分期	TSH目标值（mIU/L）
T1期	0.1 ~ 2.5
T2期	0.2 ~ 3.0
T3期	0.3 ~ 3.0

319. 妊娠期和哺乳期临床甲减治疗药物的剂量如何掌握？

治疗剂量取决于患者的病情、年龄、体重和个体差异。成年患者左甲状腺素（L-T4）替代剂量50 ~ 200mg/d，根据病人的需要量调整，妊娠时的替代剂量较妊娠前常需增加30% ~ 50%。产后哺乳期治疗剂量应减少至妊娠前剂量，并定期复查TSH和FT4。

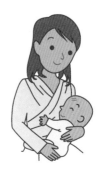

320. 妊娠期临床甲减的最佳服药方法？

因T4的半衰期是7d，所以治疗甲减的药物L-T4的最佳服药方法是每天早晨服药1次。

321. 妊娠期甲减，TSH大于10mIU/L怎么处理？

妊娠期甲减病人一旦发现TSH大于10mIU/L，不管FT4水平是否低于正常，都要按临床甲减来治疗。

322. 妊娠期亚临床甲减怎么治疗？

妊娠期亚临床甲减若伴有TPOAb阳性应当接受治疗。

而对于TPOAb阴性的亚临床甲减，国内外均无明确的证据显示必须治疗，因亚临床甲减会增加妊娠不良结局，而应用L-T4可减少这种风险，且药物本身无副作用，所以不推荐也不反对这类病人使用L-T4治疗。

药物使用方法同临床甲减治疗。

323. 妊娠期亚临床甲减治疗的目标是什么？

妊娠期亚临床甲减的治疗目标同妊娠期临床甲减的治疗目标（见328题）。

324. 妊娠期单纯性低T4血症需要治疗吗？

妊娠期单纯性低T4血症是否会导致妊娠不良结局一直存在争议，至今尚无随机干预性研究证明L-T4治疗的益处，目前不常规推荐对此类患者进行治疗。

325. 妊娠期临床甲减可给予三碘甲状腺原氨酸（T3）或干甲状腺片治疗吗？

妊娠期临床甲减不推荐使用T3或干甲状腺片，因干甲状腺片是动物甲状腺的干制剂，其甲状腺激素含量不稳定和T3含量过高已很少使用。

336. 甲减病人容易受孕吗？怎么备孕？

甲减病人不易受孕，因为甲状腺激素不足会影响卵子发育，同时也影响子宫内环境，因此不易受孕。

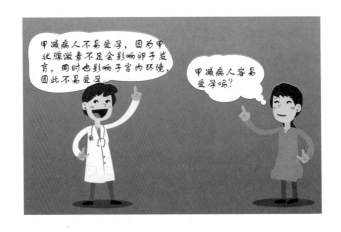

甲减病人若要怀孕，孕前必须查甲状腺功能，并通过L-T4替代治疗将甲状腺激素水平恢复至正常后方能怀孕，具体治疗的目标是：血清TSH控制在0.1～2.5mIU/L，最理想的目标是达到TSH0.1～1.5mIU/L。

337．甲减病人孕期检查如何监测甲功？

甲减病人怀孕后，在妊娠前半期（1～20周）应当每4周监测一次包括血清TSH在内的甲状腺功能，根据控制目标，调整L-T4剂量。在妊娠26～32周应当检测一次血清甲状腺功能指标。每4周监测一次甲状腺功能可以比每6周监测一次多发现近20%的甲状腺功能异常。

328．国家为何要在新生儿出生后疾病筛查中设TSH项目？

2002年国务院颁布了《中华人民共和国母婴保健法实施办法》，第二十五条强调医疗保健机构应当按照国家有关规定开展新生儿疾病筛查，再次强调了必须推广新生儿疾病筛查的重要性。

先天性甲状腺功能减低症在我国的发病率为1/2050，是我国儿童智力发育及体格发育落后的常见小儿内分泌疾病之一，也是可预防可治疗的疾病。由于该病在新生儿期症状轻微不易发现，所以对新生儿进行群体筛查是早期发现新生儿甲减的主要方法。后期临床表现为水肿、黄疸消退延迟，皮肤粗糙、反应低下、便秘、腹胀、心率缓慢、生长及智能发育落后等，危害极大，所以要进行筛查。

通过临床实践证明对先天性甲减的诊断测定TSH较T4敏感，虽同时测定T4及TSH更理想，但检测成本也增高，所以目前我国仍采用TSH测定进行原发性甲减的筛查。

329．新生儿甲减筛查应在出生后多久进行？筛查方法是什么？

我们国家规定新生儿应当在出生后48小时后至7天进行甲减筛查，出生后48小时至4天内进行最好。

筛查方法为充分哺乳后，足跟采血，滴于专门的滤纸片上测定干血滤纸片TSH值。该方法只能测出高TSH的原发性甲减，对中枢性低TSH甲减的患者无法检出，若TSH低，又有甲减的临床症状，则需进一步查甲状腺功能。

330. 新生儿甲减的诊断标准是什么？

新生儿甲减的诊断标准是：足跟血可疑病例的标准为TSH20-25mIU/L，对可疑病例进一步筛查血清TSH和FT4，血清TSH＞7mIU/L，FT4＜84nmol/L即可诊断新生儿甲减。

331. 新生儿甲减何时治疗？

一旦确诊新生儿甲减立即开始治疗，治疗原则是：早期诊断、足量治疗。甲状腺激素治疗启动越早越好，必须在产后4～6周内开始。

332. 新生儿甲减如何治疗？

新生儿甲减一旦确诊立即开始选用L-T4治疗，起始剂量10～15μg/（Kg·d），每日一次服用，尽快使患儿血清T4恢复到正常水平，用T4作为治疗目标值；血清TSH一般不作为治疗目标值，因为升高的TSH要持续很长时间才能恢复正常。

333. 新生儿甲减的治疗目标是什么？

新生儿甲减的治疗目标首先是血清TT4达标：在正常参考值的上1/3，即血清TT4在129～206nmol/L，达到目标后再测FT4，使FT4也维持在正常值的上1/3范围。

334. 如何评估新生儿甲减为永久性甲减？

如果初始甲状腺扫描提示甲状腺异位或缺如，则诊断永久性甲减；如果初始TSH＜50mIU/L，且在新生儿期过后TSH没有升高，可在3岁时试验性停止治疗，如果停止治疗后TSH再次升高，则考虑为永久性甲减。

（张晋　杨琴　李毓林　饶睿　许红梅）

第五节 甲状腺自身抗体

335. 孕妇TRAb、TPOAb滴度升高的意义？

孕妇TRAb、TPOAb滴度升高是确定原发性甲减病因的重要指标和诊断自身免疫性甲状腺炎（包括桥本甲状腺炎、萎缩性甲状腺炎）的主要指标。

336. 妊娠妇女是否应筛查甲状腺抗体？

目前无充分的证据支持或反对在妊娠早期对所有孕妇进行甲状腺抗体的筛查。但对高危甲状腺疾病妊娠人群建议筛查甲状腺抗体。

337. 单纯TPOAb阳性的孕妇是否需要用L-T4治疗？

对于甲状腺功能正常且TPOAb阳性的孕妇，不论其是否采用助孕技术妊娠，目前无充分证据支持或反对其应用L-T4治疗，也尚无充分证据支持或反对是否可在妊娠早期应用L-T4预防流产及早产。

338. 妊娠Graves病哪些情况需监测TRAb、TPOAb？

妊娠Graves病孕妇若有有活动性甲亢、放射性碘治疗病史、曾有生产甲亢婴儿的病史、曾在妊娠期间行甲状腺切除术治疗甲亢的病史均应监测血清TRAb、TPOAb。

339. 妊娠Graves病或既往有Graves病史的孕妇该何时测定血清TRAb？

对于妊娠新发的Graves病孕妇或既往有Graves病史的孕妇，都应在妊娠初期检查TRAb，无论初期筛查TRAb阳性还是阴性，所有Graves病孕妇均应在22～26周筛查TRAb，若TRAb持续高滴度要注意监测胎儿情况，预防胎儿甲亢。若治疗期间TRAb转为阴性则是停用抗甲状腺药物的时机。

340．甲状腺自身抗体阳性的病人围产期间滴度怎么变化？

甲状腺自身抗体阳性的病人在妊娠后因免疫抑制自身抗体滴度会逐渐下降，妊娠20～30周下降至最低滴度，降低幅度为50%左右；分娩后，甲状腺抗体滴度回升，产后6个月恢复至妊娠前水平。

341．单纯甲状腺自身抗体阳性的孕妇甲状腺功能可能出现哪些损害？

单纯甲状腺自身抗体阳性的孕妇随着孕程的增长，可能出现临床甲减或亚临床甲减。

342．单纯甲状腺自身抗体阳性的孕妇如何监测和治疗？

单纯甲状腺自身抗体阳性的孕妇妊娠期间需要定期监测血清TSH，妊娠前半期，血清TSH应该每4～6周检测一次，在妊娠26～32周至少应检测一次。如果发现TSH超过了妊娠特异性参考值范围，考虑抗体阳性导致了孕妇甲减的发生，应该给予L-T4治疗。

343．甲状腺自身抗体阳性与流产之间有关系吗？

甲状腺自身抗体阳性与流产之间有关系。甲状腺自身抗体阳性可增加流产、早产等妊娠并发症的风险。反复性自然流产是指自然流产连续发生3次或以上者，国外多项研究表明甲状腺自身抗体阳性的妇女反复性自然流产的发生率增高。

344．甲状腺自身抗体阳性对人工辅助生殖有无影响？

甲状腺自身抗体阳性对人工辅助生殖是否成功是有影响的。研究报告显示甲状腺自身抗体阳性妇女接受辅助生殖技术治疗，其流产的风险显著增加，成功率较正常人群下降。所以建议拟行人工辅助生殖的女性应常规筛查甲状腺抗体。

（杨琴　张知文　张晋　许红梅）

第六节　甲状腺炎

345．什么是甲状腺炎？

　　甲状腺炎是一类甲状腺的异质性病变，是因自身免疫、病毒感染、细菌和真菌感染、慢性硬化、放射损伤、肉芽肿、药物、创伤等多种原因所致的甲状腺滤泡细胞破坏。

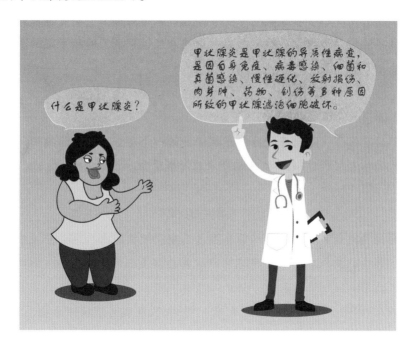

346．甲状腺炎怎么分类？

表44　甲状腺炎分类

依据	分类
发病急缓	急性、亚急性、慢性甲状腺炎
组织病理学	化脓性、肉芽肿性、淋巴细胞性、纤维性甲状腺炎
病因	感染性、自身免疫性、放射性

347. 甲状腺炎的临床表现有哪些?

甲状腺炎的病因不一样,临床表现和预后均不一样,可以分别表现为甲状腺功能正常、一过性甲状腺毒症(即短暂的甲亢症状)或甲状腺功能减退,有时病程中三种情况均可出现,部分病人出现永久性甲减。

348. 何时为甲状腺炎病人的最佳怀孕时机?

急性化脓性甲状腺炎、亚急性甲状腺炎的病人可以在病情控制痊愈后怀孕,自身免疫性甲状腺炎或硬化萎缩性甲状腺炎按上一节自身抗体阳性的处理方法备孕和孕期监测,若病人出现永久性甲减,则按甲减的要求备孕和孕期监测。

349. 产后甲状腺炎的定义?

产后甲状腺炎是自身免疫性甲状腺炎的一个类型,指妊娠期甲状腺功能正常的患者在产后1年内发生的甲状腺功能异常。该病患病率8.1%。

350. 产后甲状腺炎的临床表现有哪些?

典型的产后甲状腺炎病人临床经过三期:甲状腺毒症期、甲减期、恢复期。大多数病人在产后一年内甲状腺功能恢复正常,10~20%的病人发生永久性甲减。

临床只有25%的患者有典型表现,32%仅仅表现为甲状腺毒症,43%仅仅表现为甲减。甲状腺毒症期通常发生于产后2~6个月,由于甲状腺激素仅轻度升高,大多数病人甲亢症状不典型,且所有的病人甲亢均可自发缓解。甲减期发生于产后3~12个月,甲减期症状常较典型。

产后抑郁的患者应检测TSH、FT4及TPOAb,产后甲状腺炎可能与产后抑郁有关。

351. 产后甲状腺炎出现甲状腺毒症怎么治疗和监测?

产后甲状腺炎若出现甲状腺毒症,症状明显的病人可应用β受体阻滞剂，可选择最小剂量的普萘洛尔以缓解症状，治疗常需几个月时间，产后甲状腺炎不建议应用抗甲状腺药物。

甲状腺毒症期缓解后，每2个月或有症状时检测1次TSH，直到产后1年，目的是了解病情、明确是否进入甲减期。

352. 产后甲状腺炎出现甲减怎么治疗及监测?

产后甲状腺炎病人出现甲减症状应在4～8周内复查TSH，如果病人不准备再次怀孕，症状不典型者可暂时不用药物，以后每4～8周再次随访一次TSH，决定是否用药。如症状严重者，可立即开始L-T4治疗。

需要使用L-T4的病人在开始治疗后6～12月可开始减量，评价是否有停药的可能。以后每年均需复查TSH评价是否发展为永久性甲减。

353. 产后甲状腺炎病人和哺乳期出现甲减准备再次怀孕怎么办?

产后甲状腺炎病人若准备再次怀孕，一旦发现甲减应立即开始L-T4治疗，每4～8周复查一次，备孕期间不建议L-T4减量。如果此时病人正在哺乳，同样不建议减少L-T4的剂量。

354. 产后甲状腺炎的预后及影响预后的相关因素有哪些?

产后甲状腺炎1年内甲状腺功能恢复正常的病人有10-20%发展为永久性甲减。5～8年期间，约有50%的病人发展为永久性甲减。发展为永久性甲减与产后甲状腺炎的甲减程度、TPOAb滴度、产妇年龄等有关，所以产后甲状腺炎病人发病后8年内每年均需复查TSH，尽早发现甲减，早期治疗。

355. 孕妇TPOAb阳性可以用L-T4预防产后甲状腺炎吗?

目前无证据证明TPOAb阳性的孕妇孕期用L-T4治疗可以预防产后甲状腺炎的发生，所以不推荐使用。

356. 产后甲状腺炎怎么和Graves病鉴别?

产后甲状腺炎是由于炎症导致甲状腺组织破坏,甲状腺素外漏释放入血所致甲状腺毒症,其甲状腺毒症持续时间短,症状轻,可自愈,不需要使用抗甲状腺药物。

Graves病甲亢症状较重,常伴有眼部体征及TRAb阳性,需要抗甲状腺药物治疗。

(张知文　杨琴　张晋)

第七节　妊娠补碘

357. 什么是碘缺乏病?

碘缺乏病是指环境中缺碘引起人体摄入不足所致的疾病,主要有地方性甲状腺肿及地方性克汀病。

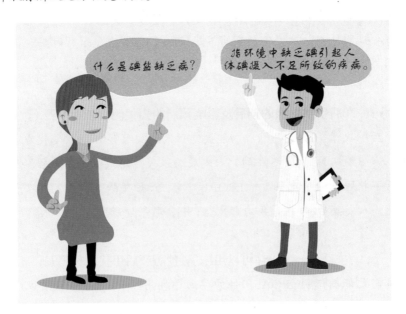

358. 碘缺乏病的人群有多少?

1990年国际控制碘缺乏病委员会报告:全球15.72亿人口(占世界人

口的28.9%）生活在碘缺乏地区，6.55亿人患甲状腺肿，1120万人患克汀病（由碘缺乏造成的以智力障碍为主要特征的神经精神-综合征），4300万人有不同程度的智力障碍。

我国1970~1980年普查结果：缺碘病区人口4.25亿，地方性甲状腺肿3500万，克汀病25万。

359. 碘缺乏病的临床表现是什么？

碘缺乏病的临床表现在不同年龄段各不相同。

各年龄组均可出现甲状腺肿、甲减和亚临床甲减、脑功能损害。

成人表现为结节性甲状腺肿、碘致甲亢；儿童则表现为智力发育迟缓、新生儿甲减；妊娠早期发病可导致胎儿流产、滞产、围产期和新生儿死亡率增加、胎儿先天畸形。严重者发生神经性克汀病。

360. 碘营养状态的评价指标是什么？

最常用来评价人群中碘营养状态的指标是即刻尿碘水平。

361. 怎样判断碘营养状态？

表45　碘营养状态判断标准（2007年WHO）

碘营养状态	严重缺乏	中度缺乏	轻度缺乏	充足	超足量	过量
尿碘值（μg/L）	<20	20~49	50~99	100~199	200~299	≥300

362. 妊娠期和哺乳期碘营养标准？

表46　妊娠期和哺乳期的碘营养标准（2007年WHO）

碘营养状态	严重缺乏	中度缺乏	轻度缺乏	充足	超足量	过量
尿碘值（μg/L）	<20	20~50	51~150	150~249	250~499	≥500

363. 为何要增加孕妇和哺乳妇女的碘摄入量？

增加孕妇和哺乳妇女的碘摄入量是因为妊娠期间甲状腺激素合成增加、肾脏碘排泄增加、胎儿碘需求增加。所以要增加碘摄入量。

364. 妊娠期和哺乳期碘摄入的推荐量是多少？

妊娠期和哺乳期妇女每天要保证至少250μg的碘摄入量，因此除了正常的饮食之外，每天还需要额外补碘150μg，补碘形式以碘化钾为宜或者含相同剂量碘化钾的复合维生素。食物形式的补碘均不能达到这个剂量要求。

365. 什么是妊娠妇女碘过量？导致碘过量的原因是什么？

世界卫生组织对妊娠妇女碘过量的定义是尿碘≥500μg/L。

除摄入碘过多外，碘过量的原因还主要来自含碘药物，常见药物为：胺碘酮每片200mg，含碘75mg；每升碘化造影剂含碘量高达380mg；含碘防腐剂、平喘药、祛痰药及一些添加剂也含大量碘。

366. 如何确定妊娠期和哺乳期碘缺乏？

尿碘水平是判断妊娠期和哺乳期碘缺乏的指标，但单次尿碘不能反映孕妇个体的碘营养状态，因为受到尿量和妊娠期尿碘排泄量波动的影响。24h尿碘指标优于单次尿碘，但是取样困难，不易操作。孕妇居住在碘缺乏地区，是存在碘缺乏的主要依据之一。

367. 严重碘缺乏对孕妇和胎儿的影响是什么？

孕妇严重碘缺乏可以导致孕妇和胎儿甲状腺激素合成不足（低甲状腺素血症）。低甲状腺素水平会刺激垂体TSH生成和分泌增加，刺激甲状腺生长，导致孕妇和胎儿甲状腺肿。妊娠妇女的严重碘缺乏可以引起流产率增加，死产增加，以及出生后婴儿死亡率增加。严重碘缺乏母亲出生的儿童可能表现为呆小症，以长期智力低下、聋哑症以及动作僵硬为特征。

368. 轻中度碘缺乏对母亲和胎儿的影响是什么?

轻中度碘缺乏妇女发生甲状腺肿的危险性增高,可能降低甲状腺素合成,对后代的认知功能产生不良影响,与儿童注意力不集中以及多动症相关。

（张晋　吕秋菊　刘欢　许丹）

第八节　甲状腺癌

369. 孕妇甲状腺癌的患病率是多少?

研究显示:孕妇甲状腺癌的发病率较低,约为14.4/10万,其中乳头状癌为最常见的类型。

370. 妊娠与甲状腺癌的预后有关吗?

目前大部分研究未发现怀孕与甲状腺癌的预后有关,但研究有限,证据不充分。

371. 妊娠期分化型甲状腺癌如何处理?

2009年出版的美国甲状腺学会指南建议:

妊娠早期发现的已被细胞学证实的乳头状甲状腺癌患者,应当接受超声监测;若在妊娠期的前24周肿瘤增大明显(体积增加50%,直径增加20%),应立即行手术治疗。

若肿瘤直到妊娠中期仍保持稳定,或在妊娠中后期才诊断出肿瘤,手术应在分娩后实施。

当病人合并其他严重疾病时,在妊娠期第4~6个月手术也是可行的。已被甲状腺细针穿刺检查确诊的分化型甲状腺癌,若手术延期至产后,应立即考虑给予甲状腺激素抑制疗法。

372. 暂不手术的妊娠期分化型甲状腺癌病人，L-T4抑制疗法的目标是什么？

妊娠期甲状腺癌若手术要延至产后进行，需要用L-T4进行抑制治疗，L-T4抑制治疗的目标应保持TSH在0.1~1.5mIU/L之间。

373. 分化型甲状腺癌病人在妊娠前半期肿瘤持续增大或发生淋巴结转移怎么办？

甲状腺癌病人在妊娠前半期肿瘤持续增大或发生淋巴结转移推荐手术治疗。

374. 妊娠期分化型甲状腺癌手术时机如何选择？为什么？

妊娠期甲状腺癌手术时机应当选择在妊娠中期，此时手术母亲和胎儿风险减小。

有研究对113名孕妇行甲状腺癌手术的影响进行了评价，手术均在妊娠中期期进行，未发生孕妇和胎儿的不良并发症。

妊娠早期手术麻醉易导致胎儿流产，妊娠晚期手术易发生早产。

375. 已经手术的甲状腺癌病人孕期TSH的控制目标是多少？

表47　已经手术的甲状腺癌病人孕期TSH控制目标

已经手术的甲状腺癌控制情况	TSH控制目标
甲状腺癌未能完全控制	<0.1 mIU/L
甲状腺癌已得到控制但仍有高风险	0.1~0.5 mIU/L
甲状腺癌已得到控制并属于低风险	正常低值范围（0.3~1.5 mIU/L）

376. 已经手术的甲状腺癌病人孕期如何调整L-T4剂量？

已经手术的甲状腺癌病人，妊娠后的主要困难是如何保持妊娠前的抑制水平，大部分孕妇L-T4剂量在妊娠前3个月逐渐增加9%，妊娠4~6个月增加21%，妊娠7~9个月增加26%，一旦证实怀孕应尽快检测甲状腺功能，每4周检测一次，根据甲状腺功能水平调整L-T4的剂量。

377．对可疑甲状腺癌的孕妇如何处理？

对可疑甲状腺癌的孕妇可以延至产后手术治疗，对其预后无影响，和已诊断甲状腺癌的孕妇不同的是，可疑甲状腺癌的孕妇不提倡用L-T4抑制治疗。

378．曾经接受放射性碘治疗甲状腺癌的病人可以怀孕吗？

目前尚未发现放射性碘治疗甲状腺癌后怀孕会引起不育症、流产、死产、新生儿死亡、先天性畸形、早产、低出生体重、新生儿死亡等不良反应，所以曾经接受放射性碘治疗甲状腺癌的病人可以怀孕。妊娠时机应当选择在放射碘治疗6个月以后且至少保持甲状腺激素稳定状态6个月，因为此时放射性碘治疗后已进入安全时期，L-T4的替代剂量也已经稳定。

（张知文　张晋　冉兴无　肖屹）

‖ 第二章 ‖ 肾上腺疾病与妊娠

第一节　基本概念

379. 肾上腺是什么器官?

肾上腺是人体重要的内分泌器官,分别位于双侧肾脏的上极,外表呈橙黄色,成人肾上腺高约4~6cm,宽约2~3cm,厚约0.5~1cm,重约4~5g。肾上腺由皮质和髓质组成,皮质占肾上腺总体积的80%~90%,皮质由外至内分为3层,即球状带、束状带、网状带。肾上腺髓质由皮质包围,占肾上腺总体积的10%左右。肾上腺与下丘脑、垂体组成的下丘脑-垂体-肾上腺轴是维持人体基本生命活动的重要的内分泌功能轴之一。

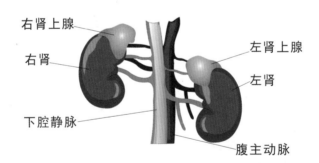

右肾上腺　　左肾上腺
右肾　　　　左肾
下腔静脉　　腹主动脉

图29　肾上腺解剖示意图

380. 肾上腺分泌哪些激素?

表47　肾上腺分泌激素分类

部位	主要分泌激素类型	主要激素
肾上腺皮质	糖皮质激素	皮质醇、皮质素、皮质酮及11-去氢皮质酮
	盐皮质激素	醛固酮
	性激素	雄激素、孕激素与雌激素
肾上腺髓质	儿茶酚胺	肾上腺素、去甲肾上腺素和多巴胺

381. 糖皮质激素在人体内发挥什么作用?

糖皮质激素生理作用分以下几个方面:

（1）物质代谢:增加糖异生,减少葡萄糖的利用,使血糖升高;抑制蛋白质的合成,加强蛋白质的分解;促进脂肪分解和体内脂肪的重新分布;

（2）水盐代谢:保钠排钾,维持酸碱平衡;

（3）心血管系统:主要是对儿茶酚胺的允许作用,维持血容量及正常血压;

（4）中枢神经系统:影响行为、性格、兴奋性及神经元的电生理活性;

（5）应激:使机体的抵抗力增强;

（6）其他作用:免疫抑制、抗炎、抗毒素、抗休克,对血液系统、消化系统、呼吸系统等也有相应作用。

382. 糖皮质激素水平异常有什么危害?

糖皮质激素具有调节糖、蛋白质、脂肪三大物质代谢和维持水盐电解质平衡等作用。当糖皮质激素缺乏或增加时,会产生不同的危害,具体如下:

（1）当糖皮质激素水平缺乏到自身不能代偿时,会引起全身乏力、纳差、低血糖、低血压等症状,严重时出现昏迷,甚至危及生命;

（2）当糖皮质激素增加时,可出现肥胖、高血压、高血糖、骨质疏松骨折、消化道溃疡等症状,严重时可发生低甲血症、碱中毒,甚至危险生命。

383. 盐皮质激素的主要生理作用是什么?

人体最重要的盐皮质激素是醛固酮,主要作用是促进钠的重吸收,增加钾的排出,起到保钠排钾的作用,对维持细胞外液及循环血量的稳态起重要的作用。醛固酮的分泌主要受肾素-血管紧张素-醛固酮系统的调节,血钾、血钠水平也可影响醛固酮的分泌。

384. 儿茶酚胺的主要生理功能是什么?

儿茶酚胺是最主要的肾上腺髓质激素,为重要的血管活性物质,对各器官、组织的作用复杂。它可以促进葡萄糖的生成,使脂肪分解加速,可提高中枢神经系统的兴奋性,同时执行许多心血管系统生理功能,如心率增加,心肌收缩力加强,血压升高,全身血液的重新分布,过量分泌可危害机体器官功能。

(许丹 冉兴无)

第二节 库欣综合征

385. 什么是库欣综合征?

库欣综合征(CS)又称皮质醇增多症,是指各种原因造成的糖皮质激素(主要为皮质醇)分泌过多所致的临床综合征,其主要表现为满月脸、多血质、高血糖、高血压、紫纹、痤疮、向心性肥胖、继发性骨质疏松等。

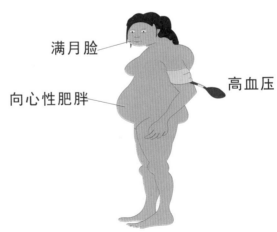

满月脸

高血压

向心性肥胖

图30 库欣综合征临床表现示意图

386. 哪些人群应进行库欣综合征的筛查?

以下人群应进行库欣综合征的筛查:

（1）有库欣综合征的典型的临床表现人群，如向心性肥胖、紫纹、痤疮、多血质、皮肤菲薄等；

（2）出现高血糖或糖耐量异常、高血压、骨质疏松等临床表现的年轻人群；

（3）反复出现四肢无力或瘫痪，检查发现低血钾症人群；

（4）高血压合并低血钾人群；

（5）肾上腺意外瘤人群。

387．库欣综合征病人容易怀孕吗？

库欣综合征病人不容易怀孕，因为库欣综合征病人存在的高皮质醇和高雄激素抑制垂体促性腺激素的释放，从而抑制正常的卵泡发育和排卵，导致排卵障碍。

388．库欣综合征治疗中的女性可以怀孕吗？

库欣综合征治疗中的女性应依据具体病情决定是否适合怀孕。若库欣综合征已完全治愈，且长期随访无复发，可以准备怀孕。若库欣综合征经治疗有所好转，但未完全缓解，需长期使用药物控制病情的病人则建议暂不怀孕。

389．库欣综合征治疗好转的女性，孕前需做哪些准备？

库欣综合征治疗好转的女性，孕前需做以下准备：到内分泌专科门诊就诊，评估库欣综合征的病情控制情况，了解有无复发倾向。病人需完善相关的检查（包括血糖、血压、血皮质醇节律、24小时尿游离皮质醇等），完善影像学检查如垂体或肾上腺增强核磁共振检查等。

390．库欣综合征对孕妇可能产生哪些危害？

库欣综合征可能对孕妇产生的危害主要有：容易发生严重的并发症，如妊娠高血压、子痫前期或子痫、妊娠糖尿病；还可能发生心力衰竭、伤口愈合不良、骨质疏松症、虚弱无力、精神障碍等，使孕产妇的死亡率增加。

391. 库欣综合征病人妊娠期胎儿的风险有哪些?

库欣综合征病人妊娠期胎儿的风险主要有:

（1）早产、胎儿生长受限、死胎、流产、新生儿死亡的发病率增加;

（2）胎儿出生后可合并暂时性肾上腺皮质功能减退。

392. 库欣综合征合并妊娠时为什么早期不易被诊断?

库欣综合征合并妊娠时常常容易与妊娠的一些生理情况或妊娠期常见疾病相混淆，因此不易被早期诊断。如向心性肥胖、水肿、紫纹等表现容易与正常的孕期生理情况相混淆;高血压易误认为妊娠期高血压;高血糖或糖耐量异常易误认为是妊娠糖尿病。

建议当妊娠妇女出现以上库欣综合征的临床表现时，临床医生应高度警惕，并进行库欣综合征的筛查，以早期诊断。

393. 妊娠妇女怀疑库欣综合征应做哪些检查?

妊娠妇女高度怀疑库欣综合征时，应分两步进行检查:先确定是否为库欣综合征（定性诊断），再明确库欣综合征的病因（定位诊断）。

（1）定性诊断:包括血皮质醇测定、24小时尿游离皮质醇测定、小剂量地塞米松抑制试验等。建议联用多种检查方法可以使诊断更加准确;

（2）定位诊断:血促肾上腺皮质激素（ACTH）水平测定、大剂量地塞米松抑制试验、促肾上腺皮质激素释放激素（CRH）兴奋试验、影像学检查等;

（3）妊娠期禁用CT检查及131^{I}—间碘苄胍检查。

394. 妊娠时怀疑库欣综合征，影像学检查应怎样选择?

在妊娠期，库欣综合征由肾上腺肿瘤引起者更多见，因此建议妊娠期妇女首选肾上腺B超检查，可以发现大多数肿瘤，B超为无创检查，对胎儿影响很小。

CT检查有辐射，不建议CT检查，必要时可进一步作MRI检查。

MRI存在潜在的致畸性，不能用于孕早期，在32周以后是相对安全的；在12~32周，则需要评估其利弊。增强MRI不能用于孕妇。

395. 妊娠合并库欣综合征的治疗方法有哪些?

妊娠合并库欣综合征的主要治疗方法有手术治疗、放疗、药物治疗。治疗方案应依据病人的病因及具体情况来选择不同的治疗方案，应严格把握适应症，需内分泌科、泌尿外科、神经外科、产科等专科医师密切合作。

表48　妊娠合并库欣综合征治疗方法

治疗方法	适应症
手术治疗	为首选，为减少对胎儿的影响，应在晚期妊娠前尽早进行手术
放疗	可用于同意终止妊娠的垂体库欣病病人
药物治疗	大多作为辅助治疗，适用于轻症、不愿手术及有手术禁忌征的患者，作为肾上腺癌或异位ACTH综合征的姑息疗法，或作为手术、放疗后的辅助治疗，但建议妊娠期间尽量不用药物治疗

396. 妊娠合并库欣综合征的手术方式如何选择?

手术治疗是妊娠合并库欣综合征的首选方法，依据不同病因可选择不同的手术治疗方式。

表49　妊娠合并库欣综合征手术方式选择

病因	手术方式选择
肾上腺肿瘤	腹腔镜下手术摘除腺瘤是比较好的手术方式
肾上腺皮质癌	早期手术治疗。妊娠患者需尽早终止妊娠以配合治疗
库欣病	经蝶窦显微外科单纯切除垂体瘤是治疗本病的首选方法
异位ACTH综合征	主要是治疗原发性肿瘤，按病情选择手术、放疗或化疗

（许丹　张晋　刘欢　肖屹）

第三节　嗜铬细胞瘤

397. 什么是嗜铬细胞瘤?

嗜铬细胞瘤是肾上腺髓质及其他任何肾上腺素能系统的嗜铬细胞分泌过多儿茶酚胺的肿瘤。大多数嗜铬细胞瘤来源于肾上腺,少部分来源于肾上腺外的嗜铬细胞(常见部位为胸腔、腹部和盆腔),称副神经节瘤。嗜铬细胞瘤常表现为阵发性或持续性高血压及代谢紊乱症候群,是继发性高血压的原因之一。

398. 妊娠妇女儿茶酚胺有什么变化?

正常妊娠妇女血及尿中儿茶酚胺浓度正常或轻微升高,母体儿茶酚胺几乎不能通过胎盘屏障。妊娠时胎儿自身儿茶酚胺基础分泌率很高,有利于胎儿顺利通过产道。

399. 妊娠妇女发生嗜铬细胞瘤常见吗?

妊娠妇女发生嗜铬细胞瘤非常罕见,容易误诊或漏诊。若发生嗜铬细胞瘤病情凶险,严重威胁母儿生命安全,诊断和处理有一定的难度,早期诊断和治疗可降低母婴病死率。

400. 妊娠妇女儿茶酚胺升高对机体的主要影响有哪些?

表50　妊娠妇女儿茶酚胺升高对机体的主要影响

机体系统	主要影响
心血管系统	心律失常、心力衰竭、冠心病、心肌病、主动脉夹层等
中枢神经系统	组织缺血、缺氧和脑血管破裂
呼吸系统	肺水肿
循环系统	高血压危象、晕厥及休克

401. 妊娠妇女儿茶酚胺升高对胎儿的主要影响有哪些？

妊娠期儿茶酚胺升高胎儿临床症状对胎胎儿主要影响有：

（1）导致胎盘早剥和胎儿宫内窘迫，胎儿死亡率增高；

（2）胎盘灌注不足、缺氧，甚至发生胎盘梗死、早剥，造成胎儿发育不良或窒息死亡；

（3）妊娠期的内分泌变化、胎动、宫缩、分娩等刺激均可使儿茶酚胺进一步升高，使病情加重，甚至发生高血压危象，危及母亲和胎儿安全；

（4）儿茶酚胺升高，母体的血糖和血浆游离脂肪酸增高导致巨大儿风险增加。

402. 怎样才能早期诊断妊娠期嗜铬细胞瘤？

妊娠期的嗜铬细胞瘤早期诊断关键在于首诊的产科或内科医师对该病的认识，能在妊娠高血压及相应的症状中及时识别嗜铬细胞瘤，进行详细的病史询问及体格检查时还应详细询问有无嗜铬细胞瘤的家族史。对于怀疑嗜铬细胞瘤的患者，应到内分泌科排除或确诊，一旦确诊应立即给予合理治疗，更好的降低孕产妇及胎儿风险。

403. 妊娠妇女出现哪些临床症状和体征应高度怀疑嗜铬细胞瘤？

妊娠妇女出现下列症状和体征时应高度怀疑嗜铬细胞瘤：

（1）妊娠早期出现高血压、阵发性高血压、突发的或容易改变的高血压；

（2）妊娠高血压时出现不明原因的体位性低血压；

（3）娠期妇女伴头痛、心悸、恶心、呕吐、烦躁、体位性低血压、胸痛、腹痛、腹块、视物不清、突然虚脱或在围生期突然休克，而无明显诱因；

（4）咖啡牛奶色斑，皮肤色斑及皮肤纤维瘤；

（5）有嗜铬细胞瘤的家族史。

404. 妊娠伴嗜铬细胞瘤的高血压和妊娠高血压怎么区别?

表51　妊娠伴嗜铬细胞瘤的高血压和妊娠高血压鉴别要点

项目	嗜铬细胞瘤病人的高血压	妊娠高血压
发病时间	孕前或整个孕期	常妊娠20周后
血压特点	常阵发性发作,或持续性血压升高伴突然加重,血压波动大	多呈持续性,波动较小
蛋白尿及水肿的发生率及程度	低且程度较轻	高且程度较重
心悸、多汗及头痛等症状	常有	较少
应用硫酸镁或终止妊娠后症状控制情况	症状多不减轻	症状多减轻或消失
实验室检查	多有血、尿儿茶酚胺和24小时尿3-甲氧基-4羟苦杏仁酸(VMA)增高	无此表现
影像学检查结果	影像检查多可找到肿块	无此表现
遗传背景	可能有	无

405. 怎样诊断妊娠期嗜铬细胞瘤?

妊娠妇女如有较典型的嗜铬细胞瘤表现,高度怀疑嗜铬细胞瘤者,应立即进行嗜铬细胞瘤的诊断。主要包括定性及定位诊断。

表52　妊娠期嗜铬细胞瘤诊断方法

诊断分类	检查项目	妊娠期禁用检查
定性诊断	血或尿儿茶酚胺及24小时尿VMA,血、尿3-甲氧基肾上腺素水平	药理实验如胰高血糖素刺激试验或可乐定抑制试验
定位诊断	腹部超声为常规检查,对肿瘤较小或B超不能明确者应选择MRI检查	CT、131^I-间碘苄胍

406. 何时为妊娠合并嗜铬细胞瘤病人手术治疗的最佳时机?

妊娠合并嗜铬细胞患者肿瘤切除的最佳时机在怀孕24周前或分娩以后。妊娠早期易流产,妊娠中期是外科手术的最佳时间。妊娠24周后发现的嗜铬细胞瘤,可以使用药物治疗直到胎儿成熟,行剖宫产时同时切除肿瘤，或分娩后再切除。

407. 妊娠合并嗜铬细胞瘤病人手术治疗前应做哪些准备？

妊娠合并嗜铬细胞瘤病人手术治疗的术前准备尤为重要，应做好以下方面的准备：①推荐所有功能性肿瘤的患者，行术前抑制治疗，建议首选α肾上腺受体阻滞剂，术前治疗7~14天控制血压和心率；②适当高钠饮食，扩容，防止术后低血容量；③β受体阻滞剂应该在α受体阻滞剂应用基础上开始使用，避免高血压危象，预防及控制心律失常。

408. 妊娠合并嗜铬细胞瘤病人术中及术后注意事项有哪些？

妊娠合并嗜铬细胞瘤病人术中、术后应注意：①密切监测血压、心率、心电图、中心静脉压等。②在手术时应尽量减少对肿瘤组织的挤压，避免发生高血压危象、心律失常，术前制定好术中出现上述情况时的相应抢救措施。③警惕出现低血糖及电解质紊乱，严密监测，并做好相应的预防性处理。④低血压发作时立即停用α受体阻滞剂，补充血容量，必要时升压治疗。

409. 妊娠合并嗜铬细胞瘤病人术后应怎样随访？

妊娠合并嗜铬细胞瘤的病人手术治疗后建议终生随访，随访时监测血浆或尿甲氧基肾上腺素水平，明确疾病是否为持续性，每年行一次生化检查评估疾病有无复发或转移。

410. 哪些降压药物可以用于妊娠合并嗜铬细胞瘤病人？

表53　妊娠合并嗜铬细胞瘤降压药物分类

分类	常用药物及注意事项
α受体阻滞剂	首选的降压药物，常用有酚苄明、酚妥拉明、哌唑嗪、多沙唑嗪
β受体阻滞剂	常用有普萘洛尔、阿替洛尔、美托洛尔
钙通道阻滞剂	常用于α受体阻滞剂的辅助治疗

411. 妊娠合并嗜铬细胞瘤病人可以顺产吗？

妊娠合并嗜铬细胞瘤最佳分娩方式为剖宫产术，经阴道分娩风险大。但是在妊娠24周前手术切除肿瘤的患者，剖宫产或经阴道分娩均可，根据孕妇的身体状况决定。

412. 妊娠合并嗜铬细胞瘤病人死亡的主要原因是什么？如何预防？

妊娠合并嗜铬细胞瘤对母儿危害极大，死亡率较高，导致死亡的主要原因有：高血压危象、严重及致命的心律失常、心脑血管意外、心力衰竭及肺水肿。因此，早期诊断及积极治疗嗜铬细胞瘤可以明显降低妊娠合并嗜铬细胞瘤患者的死亡率。

413. 妊娠合并嗜铬细胞瘤病人什么情况下容易诱发高血压危象？

妊娠合并嗜铬细胞瘤病人以下情况容易诱发高血压危象：

（1）分娩时，由于对肿瘤的压迫、血压升高易诱发高血压危象；

（2）手术触摸肿瘤时，容易诱发高血压危象；

（3）很多麻醉剂或阿片制剂易诱发高血压危象（术前使用α受体阻滞剂后麻醉剂的选择与常规手术相同）。

414. 妊娠合并高血压危象怎么治疗？

妊娠合并高血压危象时治疗方案主要为：

（1）静脉注射酚妥拉明，直到血压控制，再静脉滴注维持血压，必要时加用硝普钠静脉滴注，短期使用使血压尽快控制，但应注意硝普钠可能导致胎儿氰化物中毒；

（2）伴有快速心律失常时，可静脉注射短效β受体阻滞剂如艾司洛尔；

（3）密切监测血压、心率、胎儿变化，警惕低血压休克、胎死宫内、胎盘早剥，予以及时抢救治疗。

（许丹　吕秋菊　张晋　肖屹）

第四节　阿狄森氏病（Addison病）

415. 什么是Addison病？

Addison病即原发性慢性肾上腺皮质功能减退症。是由于自身免疫、肾上腺结核、肿瘤等原因导致肾上腺组织的破坏，主要表现为糖皮质激素及盐皮质激素的分泌减少所引起的一系列临床症状。其主要病理生理表现为两方面：一为肾上腺皮质激素的分泌不足；二为促肾上腺皮质激素及其相关肽（如促黑素）的分泌增多。

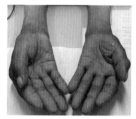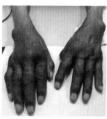

图31　Addison病皮肤改变图

416. Addison病病人备孕前应注意哪些？

Addison病病人准备妊娠前应咨询内分泌及产科专科医师，并应行以下检查：

（1）血糖、血压、血电解质；

（2）血皮质醇节律、促肾上腺皮质激素（ACTH）、盐皮质激素的检测；

（3）合并肾上腺结核的病人抗结核治疗后若疗程足够，应检查结核有无活动或治愈；

（4）自身免疫性肾上腺炎引起的Addison病应检查有无合并其他自身免疫性疾病（如甲减、糖尿病等）。

417. 妊娠妇女出现哪些症状时需考虑是否患Addison病？

妊娠妇女出现以下表现时应怀疑是否患Addison病：

①食欲减退、恶心、呕吐、低血压、低血糖、乏力、疲劳等多系统的症状；②皮肤黏膜色素沉着，特别是暴露部位及易摩擦的部位；③合并其他自身免疫性内分泌或非内分泌疾病。

418.妊娠合并Addison病有哪些不良影响？

妊娠合并Addison病对孕妇及胎儿的不良影响主要有：早产、死胎、流产、低体重儿、新生儿低血糖等，甚至发生肾上腺危象，危害极大。

419.为什么Addison病病人妊娠时较非妊娠时症状减轻？

妊娠时雌激素分泌大量增加，引起下丘脑−垂体−肾上腺轴功能上调，ACTH、血尿皮质醇、醛固酮等水平上升，特别是血浆皮质醇的水平随着孕期增加呈进行性升高。所以当Addison病患者合并妊娠时其乏力、疲劳、恶心呕吐等症状可能比非妊娠时减轻。

420.妊娠合并Addison病诊断方法主要有哪些？

Addison病合并妊娠的实验室诊断方法主要分为以下三个方面：实验室检查、影像学检查、动态试验检查。

421.妊娠合并Addison病常用检查指标有哪些？结果怎么分析？

表54 Addison病合并妊娠实验室检查方法

检查指标	检查结果及意义
血压	表现为低血压
血糖	表现为低血糖
电解质	表现为低钠血症、伴或不伴高钾血症
血、尿、唾液皮质醇	有典型的临床症状且清晨血浆皮质醇水平很低则可确诊为Addison病
ACTH	ACTH水平超过100 pg/ml，即使在妊娠晚期也要考虑为Addison病
其他检查	血肾素、醛固酮、血管紧张素 II、盐皮质激素、肾上腺、甲状腺、胰腺自身抗体

422.妊娠合并Addison病病人影像学检查方法有哪些？

妊娠合并Addison病的病人影像学检查方法不推荐使用CT检查，建议行肾上腺MRI检查，因造影剂可能对胎儿的影响，不建议使用增强MRI检查。

423. 诊断Addison病的动态试验检查有哪些?

表55　诊断Addison病主要动态试验

动态试验项目	注意事项
标准ACTH兴奋试验	目前诊断Addison病合并妊娠最安全可靠的动态功能试验
促肾上腺皮质激素释放激素（CRH）兴奋试验	并非绝对禁忌，但由于价格昂贵且操作复杂，所以并不作为诊断首选
胰岛素低血糖兴奋试验	可能使孕妇出现低血糖，影响胎儿的生长发育，故不宜在妊娠期进行
美替拉酮兴奋试验	可能导致肾上腺危象，也禁止在妊娠期应用

424. Addison病合并妊娠妇女治疗应选择哪种激素为最佳?

Addison病合并妊娠激素治疗首选氢化可的松，因为氢化可的松更能模拟生理性的激素分泌。如有可能，推荐使用定时释放的氢化可的松片剂或持续皮下输注给药。部分病人还需补充盐皮质激素，如氟氢可的松。

425. Addison病病人妊娠时激素替代治疗方法与非孕期有区别吗?

Addison病病人妊娠时激素替代治疗方法和非妊娠期相同。最基本、最重要的治疗措施是皮质激素的长期替代治疗。临床症状和血压是评估皮质激素替代是否足量的主要指标。

表56　Addison病病人妊娠时激素替代治疗方法

药物类型	用法
糖皮质激素	替代治疗剂量与平常相同，氢化可的松常用剂量为每日20~30 mg，每日用量的2／3用于清晨，1／3用于下午，也可以使用持续皮下输注给药
盐皮质激素	替代治疗剂量与平常相同，氟氢可的松常用剂量为0.05~0.2mg，每天1次，依据症状、病情及妊娠分期适当调整剂量

注：注意观察病人有无皮质激素增多的症状和体征，避免皮质激素使用过量导致药物性库欣综合征。

426. 患Addison病的孕妇最佳分娩方式是什么?

Addison病合并妊娠妇女的最佳分泌方式是阴道分娩，该病不是剖宫产的指征，剖宫产以产科指征为主，但可适当放宽剖宫产指征。

427. 患Addison病的孕妇分娩时氢化可的松剂量怎样调整？

Addison病合并妊娠分娩时易诱发肾上腺危象，分娩期应维持水电解质的平衡，可适当增加氢化可的松的剂量，也可予以氢化可的松25mg/6h静脉滴注，若出现分娩时间延长，可予以氢化可的松100mg/6～8 h静脉滴注，分娩后72h可以将氢化可的松逐渐减少至维持量。

428. 患Addison病的女性服用糖皮质激素可以哺乳吗？

患Addison病女性服用糖皮质激素时可以哺乳。在哺乳期继续维持哺乳前的糖皮质激素替代量，因只有小于0.5%的糖皮质激素进入乳汁，哺乳期妇女服用生理剂量或维持剂量的糖皮质激素对婴儿一般无明显不良影响。

429. 什么是肾上腺皮质危象？

肾上腺皮质危象是指肾上腺皮质功能减退症的患者未得到合理的治疗，或在应激情况下（如感染、创伤、手术、分娩等）糖皮质激素的量未及时增加，或肾上腺的大面积破坏导致肾上腺皮质功能的急性衰竭。

430. 肾上腺危象的临床表现是什么？

肾上腺危象的主要临床表现为：发热、恶心、呕吐、腹痛、腹泻、严重脱水、低血压、精神行为异常、低血糖、低钠血症等，甚至休克、昏迷、循环衰竭，严重者危及患者生命。

431. 为什么分娩时易诱发Addison病病人出现肾上腺危象？怎样预防？

分娩时由于疼痛、出血、体力消耗等因素及机体处于应激状态，往往使Addison病病人病情急骤加重，易诱发肾上腺危象。所以要积极做好分娩时的准备，主要是糖皮质激素的合理补充及水盐电解质的平衡，确保顺利分娩及母婴平安。

432. 妊娠合并Addison病病人肾上腺危象怎样治疗?

妊娠合并Addison病病人肾上腺危象的治疗主要是糖皮质激素的快速补充,糖皮质激素治疗通常为氢化可的松100～200mg静脉注射,然后每隔6～8h再静脉注射50～100mg,每天总量为200～400mg。还需纠正低血容量及电解质紊乱,如果病人有低血糖需要纠正低血糖,静滴5%葡萄糖注射液,还需控制感染及去除诱因,全身支持等治疗。

(许丹　张晋　刘欢　吕秋菊)

第五节　原发性醛固酮增多症

433. 什么是原发性醛固酮增多症?

原发性醛固酮增多症是由于肾上腺皮质球状带发生病变,醛固酮分泌增多,肾素-血管紧张素系统受抑制,导致水钠潴留,且不受钠负荷调节的疾病。主要表现为高血压、正常血钾或低血钾、低血浆肾素及高血浆醛固酮水平。

原发性醛固酮增多症是临床上可控制或可治愈的一种继发性高血压,是常见的内分泌性高血压之一。

434. 妊娠合并原发性醛固酮增多症可能对孕妇产生什么影响?

妊娠合并原发性醛固酮增多症对孕妇的可能影响主要有以下方面:

(1)可能引起血压升高或顽固性高血压,先兆子痫的发生率增加。

(2)可能出现低血钾,主要表现阵发性肌肉无力,周期性麻痹,严重时呼吸肌麻痹,心律失常,危及母亲生命。

(3)因各种原因导致剖宫产率增加。

(4)可能发生肺水肿、蛋白尿、急性肾功能衰竭、HELLP综合征(血小板减少、肝酶升高、溶血)。

435．妊娠合并原发性醛固酮增多症可能对胎儿产生什么影响?

妊娠合并原发性醛固酮增多症对胎儿影响较大，可能造成如下影响：胎儿宫内死亡、宫内发育迟缓、早产的发生率增加、新生儿死亡率增加等。

436．孕期出现哪些症状应进行原发性醛固酮增多症的筛查?

孕期出现以下症状时应进行原发性醛固酮增多症的筛查：

（1）血压升高并同时伴有低血钾的症状如四肢疲乏无力，多饮，多尿等；

（2）临床无水肿及蛋白尿不明显的妊娠期高血压，经治疗血压下降不显著；

（3）胎儿宫内生长发育迟缓倾向。

当有上述表现，应怀疑合并原发性醛固酮增多症，应及时到内分泌科专科进一步完善相关检查明确诊断。

437．妊娠合并原发性醛固酮增多症如何诊断?

目前国际国内仍缺乏统一的诊断标准，总结已有的文献报道，主要从以下方面入手：

（1）患者的临床症状和体征、病史采集；

（2）血浆肾素活性、醛固酮水平的测定；

（3）醛固酮/肾素比值，大于20有意义，大于50特异性增高，在怀孕期间，此值的测定较非怀孕期降低，孕期具体正常范围目前尚无明确证据；

（4）24小时尿醛固酮、尿电解质、血电解质的检测；

（5）肾上腺B超，在怀孕的中期及晚期可行肾上腺MRI检查；

（6）在怀孕期间，盐水负荷试验、氟氢可的松抑制试验、肾上腺静脉取血、肾上腺CT等检测方法因其潜在的风险是禁止使用的。

438．妊娠合并原发性醛固酮增多症如何治疗?

妊娠合并原发性醛固酮增多症的治疗目前仍没有确切的指南，应依据患者的实际情况制定合理的治疗方案。主要分为手术治疗和药物治疗。

表57　妊娠合并原发性醛固酮增多症治疗方法

治疗方法	适用症
手术治疗	主要适用于肾上腺腺瘤的患者，其时机最好选择妊娠中期（即妊娠 3～6个月），手术方式主要是腹腔镜肾上腺肿瘤切除术，部分症状较轻的患者可选择生产后手术
药物治疗	在妊娠期间药物的选择相对受限，主要是高血压的控制及低钾血症的纠正

439. 妊娠合并原发性醛固酮增多症的病人抗醛固酮药物治疗如何选择？

表58　妊娠合并原发性醛固酮增多症抗醛固酮药物选择

药物种类	使用注意事项
螺内酯	在妊娠期间是禁忌的
阿米洛利	在妊娠期间的安全性未知，仍不推荐使用
依普利酮	目前有相关报道可应用于常规高血压药物难以控制血压及低钾血症不易纠正的患者

440. 妊娠合并原发性醛固酮增多症的病人降压药物如何选择？

（1）推荐药物：主要是钙拮抗剂，其不仅可以控制血压，还可以部分降低醛固酮的水平；

（2）禁忌药物：血管紧张素转化酶抑制剂、血管紧张素受体拮抗剂。

441. 螺内酯的主要副作用有哪些？服用螺内酯的妇女可以哺乳吗？

螺内酯的主要副作用有高钾血症、胃肠道反应。对内分泌系统的影响主要是抗雄激素样作用，可致男性乳房发育，女性毛发增多、月经失调、乳房胀痛等。服用螺内酯的妇女是可以哺乳的。

（许丹　张晋　吕秋菊　冉兴无）

‖第三章‖　妊娠与下丘脑垂体疾病

第一节　下丘脑-垂体内分泌轴基本概念

442. 下丘脑是什么器官？对人体有什么作用？

下丘脑属于人体脑组织的一部分，位于大脑腹侧面和丘脑的下方，其重量不足全脑重量的1%，体积也很小，但功能很强大，是调节人体内脏活动和内分泌活动较高级的神经中枢。它调节人体水电解质平衡、摄食、生殖、体温、内分泌、生长发育及免疫反应等各种基础活动。

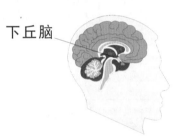

图32　下丘脑解剖示意图

443. 垂体是什么器官？对人体有什么作用？

垂体重约600mg，大小约（10～16）mm×（5～6）mm。位于蝶鞍的腹侧面至膈面，由解剖及功能各不相同的前叶（又称腺垂体）和后叶（又称神经垂体）组成。腺垂体和下丘脑共同对靶腺的内分泌器官功能起调节作用。神经垂体通过分泌抗利尿激素和催产素对人体发挥相应的作用。

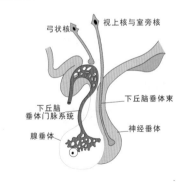

图33　垂体解剖示意图

444. 什么是下丘脑-垂体-靶腺轴？

下丘脑-垂体-靶腺轴是激素分泌相互调节的通路。下丘脑在这个分泌轴中处于最高级，其次是垂体，这两级均属于内分泌腺体的上位调节器官。处于最下级的内分泌腺体主要有甲状腺、肾上腺和性腺，又称之为下丘脑-垂体的靶腺器官，这些靶腺器官均能分泌功能不同的相关激素入血，从而发挥内分泌轴的生理功能。三级内分泌器官通过自身分泌激素量的多少相互调节，保障正常的内分泌功能。其中任何一级发生病变，均可导致相应的疾病。

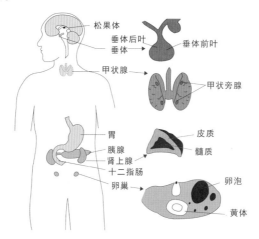

图34　垂体分泌激素作用靶腺图（女性）

445. 下丘脑产生的内分泌激素主要有哪些? 其生理作用主要是什么?

下丘脑的内分泌调节功能是通过内分泌下丘脑激素来实现的。

表58　下丘脑主要激素及生理作用

下丘脑主要激素	生理作用
生长激素释放激素（GHRH）	刺激垂体释放生长激素
生长抑素（GHIH）	抑制生长激素/胰岛素/胰高糖素分泌
泌乳素释放因子（PRF）	抑制垂体泌乳素的分泌
泌乳素抑制因子（PIF）	抑制泌乳素分泌
促甲状腺激素释放激素（TRH）	刺激垂体分泌促甲状腺激素和泌乳素
促肾上腺皮质素释放激素（CRH）	刺激垂体分泌促肾上腺皮质激素
促性腺激素释放激素（GnRH）	刺激垂体分泌黄体生成素和促卵泡激素
促黑素细胞激素释放因子（MRF）	兴奋促黑激素的释放和合成
促黑素细胞激素抑制因子（MRIF）	抑制促黑激素的释放和合成

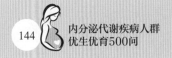

446. 垂体产生的内分泌激素有哪些？其内分泌调节功能怎么实现？

垂体的内分泌调节功能是通过自身分泌的激素来实现的。

表59　垂体激素

部位	分泌的激素
垂体前叶	生长激素（GH）、泌乳素（PRL）、促甲状腺素（TSH）、促肾上腺皮质激素（ACTH）、黄体生成素（LH）、促卵泡激素（FSH）
垂体后叶	垂体加压素（AVP或ADH）和催产素

447. 垂体前叶分泌的内分泌激素主要有哪些作用？

表60　垂体前叶激素主要生理作用

激素	主要作用
GH	主要调节机体生长与代谢，促进蛋白合成
PRL	主要促进乳腺发育和生长，启动和维持产后泌乳
TSH	促进甲状腺激素的生成与释放，调节甲状腺功能，对骨骼生长、神经发育起重要作用
ACTH	主要促进肾上腺皮质激素的释放，同时可促进脂肪分解，有促黑激素样作用，导致皮肤色素沉着，对体温、应激、心血管功能及免疫调节有重要作用
LH和FSH	对于女性来说具有调节卵巢功能、维持正常月经周期的作用；对于男性来讲，具有促进睾酮分泌的作用

448. 垂体后叶产生的内分泌激素主要有哪些作用？

垂体后叶主要合成和分泌AVP（或ADH）以及催产素。这两种激素在人体内主要发挥以下作用：

（1）AVP：作用于肾小管使尿液浓缩，以减少水分丢失；

（2）催产素：可刺激产后乳汁的分泌，还可启动或促进分娩。

449. 妊娠期下丘脑-垂体轴可能发生哪些变化？

表61　下丘脑、垂体及靶器官（组织）激素总表

下丘脑激素	垂体激素	靶腺（组织）	靶腺（组织）激素
生长素释放激素	生长激素	肝	类胰岛素生长因子-1
肾上腺皮质激素释放激素	促肾上腺皮质激素	肾上腺皮质	皮质醇
促甲状腺激素释放激素	促甲状腺激素	甲状腺	甲状腺激素
促性腺激素释放激素	黄体生成素促卵泡素	性腺（睾丸、卵巢）	雌二醇、孕酮（女性）、抑制素睾酮（男性）
生长抑素	生长激素	多种细胞	
多巴胺	催乳素	乳腺、性腺	LH、FSH、性类固醇激素

怀孕期间垂体前叶明显肥大，可比非孕期增加50%～100%，激素分泌也出现一定的变化，主要表现如下表。

表62　孕期下丘脑-垂体轴激素变化特点

激素	激素变化特点
促性腺激素	由于怀孕期间黄体及胎盘分泌大量雌激素和孕激素，对下丘脑及垂体前叶产生负反馈（抑制作用），使促性腺激素（包括FSH和LH）分泌减少，所以妊娠期卵泡不再发育成熟，也不再排卵
催乳素	孕妇怀孕7周以后，分泌逐渐增多，甚至可达到未怀孕妇女的10倍以上。分娩后若不哺乳，催乳素于产后3周左右降至未怀孕时期水平
TSH	怀孕初期胎盘分泌hCG增加，因其亚单位（hCG分子结构中的一个片段）与TSH相似，具有刺激甲状腺激素分泌作用，增多的甲状腺激素可抑制TSH分泌，使血清TSH水平降低，故怀孕的妇女TSH参考范围应较正常非孕时低
促黑激素、促肾上腺皮质激素等其他激素	分泌增多，引起孕期皮肤色素沉着、脂肪囤积等变化

450. 孕期哪些医学检查指标能反应下丘脑-垂体轴的功能变化？

孕期下丘脑-垂体轴的解剖结构和分泌功能均可以发生一系列变化，其中分泌功能的变化可以通过检测血LH、FSH、ACTH、TSH、PRL等激素水平得以验证。

451. 哪些疾病可能会导致下丘脑-垂体轴功能异常?

表62　下丘脑-垂体轴功能异常常见疾病

轴功能状态	常见疾病
功能增高	下丘脑、垂体的肿瘤和增生性疾病,垂体瘤在临床上更为常见
功能减退	下丘脑、垂体的炎症性、免疫性、缺血性疾病,颅内手术破坏或颅内占位性病变的压迫、浸润和破坏也可导致下丘脑-垂体功能减退

452. 垂体瘤的临床表现和危害程度由哪些因素决定?

垂体瘤的临床表现和危害程度主要取决于肿瘤细胞能否分泌激素、分泌哪些激素、肿瘤体积的大小和肿瘤的良恶性,以及肿瘤是否对周围正常组织压迫、浸润和破坏。

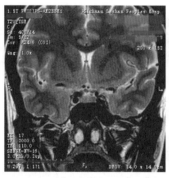 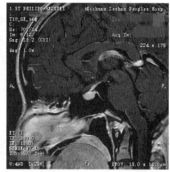

图35　正常垂体影像图

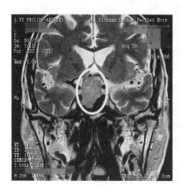 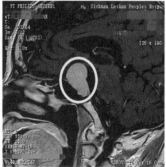

图36　垂体瘤影像学图

453．垂体瘤分为哪几类？

表63　垂体瘤分类

肿瘤分类依据	分类及特点
大小	微腺瘤（<10mm）、大腺瘤（>10mm），垂体瘤体积常较其他肿瘤小，因此即使垂体的影像学检查未发现肿瘤，如有确切的激素分泌异常（功能诊断试验）的依据，也不能轻易排除垂体瘤的诊断
有无分泌功能	功能瘤、非功能瘤
性质	良性和恶性垂体瘤，其中临床上以良性垂体瘤最常见
单一分泌	泌乳素瘤，以及垂体前叶能分泌的任何其他激素肿瘤（ACTH、TSH、LH、FSH、GH等）
多种激素分泌	垂体混合瘤

454．下丘脑-垂体轴功能异常疾病诊断的注意事项是什么？

下丘脑-垂体轴功能异常疾病临床表现不一。有些疾病表现比较突出，有些表现比较隐匿；有些疾病只影响单一内分泌腺体功能，也有可能影响多个内分泌腺体功能；有些疾病（如垂体瘤）除了有激素分泌异常的表现外，还有颅内压迫、颅内高压症状（头痛、呕吐、视力下降、失明、视野缺损、昏迷、抽搐等），临床上很容易漏诊和误诊。

（吕秋菊　许丹　冯静　冉兴无）

第二节　高泌乳素血症

455．什么是高泌乳素血症？

各种原因引起外周血清泌乳素（PRL）水平持续高于正常值的状态称为高泌乳素血症（HPRL）。正常育龄期妇女PRL水平不超过$100\sim200\mu g/L$。规范采集的血标本和准确可靠的实验室测定对判断是否为高泌乳素血症非常重要，PRL水平轻度升高时，需要重复测定才能确诊。

456．高泌乳素血症的表现有哪些？

PRL的生理作用主要是促进乳腺组织的发育和生长，启动和维持泌乳，也可影响性腺功能。在女性，PRL可以抑制性激素分泌，引起卵泡发育及排卵障碍；在男性，PRL可增强睾酮合成，但慢性高PRL血症性腺功能减退，血睾酮减低。

表64　高泌乳素血症临床表现

临床症状分类	具体表现
性腺功能减退	女性出现月经周期改变甚至闭经，通常影响排卵，引起不孕；男性雄激素水平下降，出现性欲减退、阳痿、射精量及精子数目减少、不育等
泌乳	女性患者中30～80%发生自发或触发泌乳
体重增加	可能与钠水潴留、脂肪分化异常、性功能低下及下丘脑功能异常有关，原因尚不明确
局部压迫症状	若是垂体瘤引起的高泌乳素血症，会出现肿瘤局部压迫症状，如头痛、视野缺损（双颞侧偏盲常见），肿瘤过大可压迫正常垂体组织出现其他垂体前叶功能受损表现，如肾上腺、甲状腺功能减退

457. 高泌乳素血症的诊断标准是什么？

高泌乳素血症的诊断是一个实验室功能性诊断，实验室检查需排除采血及操作不规范的情况，多次检查发现外周血清催乳素水平持续高于正常值即可诊断。泌乳素的增高可以是因为垂体本身的疾病（肿瘤、炎症等），也可以是因为下丘脑的破坏损伤、甲状腺疾病、肾脏疾病以及药物等。

458. 脑垂体能产生泌乳素的肿瘤如何分类？

脑垂体能产生泌乳素的肿瘤分为两大类，一种是只分泌泌乳素的垂体瘤，称为泌乳素瘤，另外一种就是既分泌泌乳素、还分泌垂体前叶其他激素的肿瘤，即垂体混合瘤。

459. 泌乳素瘤的诊断标准是什么？

泌乳素瘤是明确高泌素血症的病因和病变部位的诊断（定位诊断）。泌乳素瘤是高泌乳素血症的最常见原因，通常是垂体的微小腺瘤，偶可见大腺瘤。泌乳素瘤的诊断主要分为以下几方面：

（1）有高泌乳素血症的临床表现：主要表现为突发或逐渐发生的闭经，非哺乳期乳房有溢乳（乳房自然流出乳汁或轻挤压乳房时有乳汁流出）；

（2）肿瘤压迫症状：泌乳素瘤瘤体较大时，可以出现颅内高压症状（如头痛、呕吐等）、视神经压迫临床表现（如视力下降、失明、视野缺损等，通常为单侧改变），由于瘤体压迫破坏垂体前叶其他内分泌细胞，产生相应的激素分泌减少或缺乏症状；

（3）内分泌功能诊断试验 即判定是否有高泌乳素血症存在。如果血清PRL＞100～200μg/L，并排除其他特殊原因引起的高泌乳素血症，则支持泌乳素瘤的诊断。如血清PRL＜100μg/L，至少检测2次，须结合具体情况再作诊断；

（4）垂体影像学诊断：又称之为定位诊断。鞍区CT/MRI增强影像可发现直径小于3mm的微小腺瘤，由于泌乳素瘤可以很小，因此影像学检查未发现肿瘤病变并不能完全排除泌乳素瘤的诊断。可以通过临床表现和功能诊断试验来综合判断；

（5）垂体全套激素检查和外周靶腺激素的测定：可用于区别单纯的泌乳素瘤和还是分泌泌乳素的垂体混合瘤。

总之，泌乳素瘤的诊断通常需要结合可靠的实验室检查、典型的临床表现和垂体影像学检查综合判断。

460. 泌乳素高一定是高泌乳素血症吗？

如上题所述，PRL升高是实验室检测出来的结果，其结果与标本的采集以及实验操作过程有关，即使保证了检查血标本采集与操作的正确性，PRL的增高也不一定就是属于病理性的，需排除生理性泌乳素升高才能诊断高泌乳素血症。

泌乳素高不一定就是高泌乳血症，激素总是处于动态变化的情况，并且受影响的因素众多，当发现泌乳素高的时候，应当及时咨询内分泌专科医生。

461. 哪些情况泌乳素增高不属于疾病状态?

存在以下这些情况时，血泌乳素水平增高不属于疾病状态:

（1）PRL入睡后逐渐升高，早晨睡醒前达1天中的最高值，醒后迅速下降，上午10点至下午2点降至1天中的最低值。因此，采血时间应在上午10~11点之间;

（2）刚出的婴儿血清PRL水平高，之后到3个月时逐渐降至正常;

（3）一些女性在月经周期的中期PRL水平升高，而在卵泡期水平降低;绝经后雌激素水平逐渐下降50%，补充雌激素的妇女泌乳素水平下降缓慢，因此补充雌激素的妇女较同龄女性泌乳素水平高;

（4）怀孕期间雌激素水平升高刺激垂体催乳素细胞增殖和肥大，导致垂体增大及PRL分泌增多。怀孕末期血清PRL水平可上升10倍以上;

（5）产后坚持哺乳，PRL水平会持续升高，并有产后闭经。若不哺乳，产后4周血清PRL水平降至正常;

（6）应激（紧张、寒冷、运动）时PRL释放增加，但通常持续时间不到1小时，因此，采血应在正常进食、安静休息状态下进行;

（7）某些药物可引起PRL水平升高。

462. 可以引起泌乳素水平增高的药物主要有哪些?

临床上可以引起血泌乳素水平增高的药物很多，主要有多巴胺受体拮抗剂、含雌激素的口服避孕药、某些抗高血压药、阿片制剂及H2受体阻滞剂等。多巴胺受体拮抗剂是一些具有安定、镇静或镇吐作用以及抗抑郁、抗精神病类药物，这类药物对血泌乳素水平影响最大，如氯丙嗪、甲氧氯普胺可使血泌乳素水平升高15倍以上。

463. 女性泌乳素水平升高起月经紊乱的可能原因是什么?

PRL长期升高导致下丘脑-垂体-性腺轴功能被抑制，可能是通过抑制下丘脑促性腺激素使腺垂体LH、FSH释放减少而影响性腺功能。女性可表现为月经不规律甚至闭经。女性月经不规律，尚需排除多囊卵巢综合征、子宫、卵巢等其他疾病。

464. 无症状的单纯泌乳素升高，可以怀孕吗？

月经规律的育龄女性，体检或孕前检查时发现血泌乳素水平升高，需要复查，如仍然升高，则需要到内分泌专科就诊，根据专科医生建议必要时可以服用溴隐亭等药物，待泌乳素水平达标后再备孕。

请结合467问。

465. 垂体泌乳素瘤的治疗方法有哪些？

表65　垂体泌乳素瘤治疗方法

治疗方法	适应症	使用方法
药物治疗	各种大小的泌乳素瘤	药物治疗能使绝大多数病人泌乳素水平恢复正常、肿瘤体积显著缩小。 ①溴隐亭：初始剂量0.625~1.25mg/d，建议晚上睡前吃点心时口服，隔周增加1.25mg直至达到5mg/d或7.5mg/d。如果肿瘤体积和泌乳素控制不理想，可逐步加量至15mg/d为止。因继续加量不能进一步改善治疗效果，此时效果不好建议改为卡麦角林治疗。 ②卡麦角林：初始剂量为每周0.25~0.5mg，每月增加0.25~0.5mg直到血泌乳素水平正常，很少需要剂量超过每周3mg。与溴隐亭相比，卡麦角林服用更方便，对溴隐亭耐药者可选用。
手术治疗	使用药物治疗效果不明显或耐药、对药物不耐受、肿瘤压迫症状明显、侵袭性垂体腺瘤伴脑脊液鼻漏、无生育要求者	考虑经蝶鞍入路手术
外照射放疗	药物无效、不耐受，手术后残留、复发，或一些侵袭性、恶性泌乳素腺瘤	外照射放疗

466．分泌泌乳素的垂体混合瘤如何治疗？

分泌泌乳素的垂体混合瘤与泌乳素瘤的治疗稍有差别，如果选择药物治疗，与泌乳素瘤的治疗方案相同，同时增加对抗垂体瘤分泌的其他激素的药物；如果垂体瘤分泌的其他激素所引起的临床表现和危害性大，药物治疗效果差，那么可以选用手术治疗和/或外照射放疗。

467．高泌乳素血症和泌乳素瘤病人能怀孕吗？怀孕时机如何选择？

高泌乳素血症和泌乳素瘤病人能怀孕。如果PRL轻度升高，垂体CT、MRI检查未发现腺瘤或仅为微腺瘤，可暂不处理，进行随访，若病情无变化可怀孕，怀孕期间随访PRL水平和眼科视野检查。若垂体CT、MRI检查提示为垂体大腺瘤，暂时不要怀孕，需要使用药物治疗，使腺瘤体积缩小后方才能允许怀孕。

建议PRL水平明显升高、影像学检查提示垂体瘤体积较大、有明显症状的患者暂时不要怀孕。待PRL水平下降、垂体肿瘤缩小、症状消失后再考虑怀孕。

468．泌乳素瘤病人药物治疗期间怀孕如何处理？

溴隐亭对母亲和胎儿的影响可能比手术小。研究表明，高泌乳素血症、垂体泌乳素瘤妇女用溴隐亭治疗，怀孕后自发流产、胎死宫内、胎儿畸形等发生率在14%左右，与正常怀孕情况接近。但是正在服用溴隐亭的病人，一旦明确怀孕后应停用溴隐亭治疗，因为孕期停药致肿瘤增大的风险较小。停药后注意定期检测血PRL水平及视野检查。

溴隐亭孕期使用安全性较高，妊娠妇女勿需担心怀孕前或怀孕初期服用溴隐亭的影响，但确定妊娠后，仍应立即停药。此时停药导致肿瘤增大的风险小，孕期应注意内分泌专科进行随访。

469．泌乳素瘤病人停药妊娠后应注意什么问题？

被诊断为泌乳素垂体瘤的患者停药后怀孕，需至少每2个月随访泌乳素水平及视野检查，以尽早发现泌乳素瘤的变化情况。

正常人群孕期PRL水平可较怀孕前增高10倍，若泌乳素瘤患者怀孕后PRL水平明显超过正常10倍，或出现视野缺损、头痛、海绵窦综合征等表现时，则需考虑瘤体增大或复发可能，应立即加用溴隐亭治疗，可望在1周内改善缓解。

使用药物后需严密监测PRL水平及视野检查以了解病情缓解程度。对溴隐亭治疗无效及视野检查进行性恶化时，应该经蝶鞍手术治疗并尽早终止怀孕（怀孕接近足月时）。

470．泌乳素瘤病人分娩后可哺乳吗？需要用药吗？

没有证据表明哺乳会刺激垂体泌乳素肿瘤的生长。有哺乳意愿的母亲，一般可在母亲结束哺乳后再使用多巴胺受体激动剂。

母亲因怀孕诱导了肿瘤生长需要治疗。

（吕秋菊　刘欢　张晋）

第三节　肢端肥大症和巨人症

471．什么是肢端肥大症和巨人症？

肢端肥大症和巨人症是以生长激素（GH）持久过度分泌所引起的内分泌疾病，主要原因为垂体生长激素瘤。该病发生在青春期前骨骺未愈合者，表现为身高体长，为巨人症；发生于青春期后骨骺已融合者，表现为肢端肥大症，以骨骼、软组织、内脏增生肥大为主要特征。

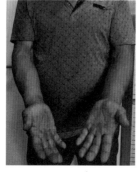
图37　肢端肥大症图

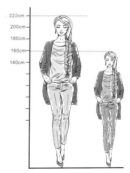
图38　巨人症示意图

472. 肢端肥大症和巨人症的病人生育会受影响吗?

肢端肥大症和巨人症的女性病人阴唇肥厚,阴蒂增大,阴道、子宫、输卵管亦增大,但卵巢大多萎缩,病人月经紊乱,无排卵,故一般不能生育;男性病人性欲亢进,但精子数目和活力下降,故生育力低。一般来说,巨人症属罕见病,生长激素水平升高在骨骼发育成熟前较为少见。临床较多见的是成年后的肢端肥大症患者,其发病高峰年龄为40~60岁,大多数病人基本上已经完成生育。

473. 肢端肥大症或巨人症的病人在孕期应注意什么?

肢端肥大症或巨人症的病人可出现胰岛素抵抗而发生血糖增高,故孕期需要控制血糖,否则易出现巨大儿。怀孕期间垂体生长激素瘤增大可能压迫视交叉引起视野缺损,需要每月进行视野评估,若有视野缺损、头痛、尿崩症等表现时需行垂体MRI检查。尽管怀孕期间应避免药物治疗,但若出现以上情况,肢端肥大症病人怀孕期间仍建议给予生长抑素治疗。多巴胺受体激动剂不能使肿瘤缩小,作用有限,不建议使用。

474. 肢端肥大症或巨人症会遗传吗?

并没有明确证据表明肢端肥大症、巨人症会遗传。肢端肥大症和巨人症通常是由于垂体生长激素瘤导致生长激素明显升高所致,尽早采用手术治疗,生长激素可完全恢复正常。

(吕秋菊　冉兴无　张晋　许丹)

第四节　库欣病

475. 什么是库欣综合征?

库欣综合征是各种病因引起肾上腺糖皮质激素分泌过多所致病症的总称,包括肾上腺皮质本身病变、垂体病变及异位肿瘤导致分泌的糖皮质激素分泌过多。(详见385题)

476．什么是库欣病？与库欣综合征有何不同？

库欣病是由垂体ACTH分泌亢进所引起的肾上腺糖皮质激素分泌过多。库欣病与库欣综合征的临床表现均为糖皮质激素的分泌过多所致相关症状和体征，但库欣病特指由垂体ACTH分泌增多所致的糖皮质激素分泌过多。

477．什么是异位ACTH分泌综合征？

异位ACTH综合征是指垂体以外分泌ACTH的肿瘤性疾病产生的ACTH入血，并引起相关的临床表现。该疾病垂体影像学检查不会发现垂体占位性病变，但完善相关医学检查后，大多数病人在体内可以找到恶性肿瘤的病变依据，因合并恶性肿瘤，病人全身情况一般较差。

ACTH由垂体分泌产生，但其他部位的肿瘤有时也会分泌ACTH，此时称为异位ACTH分泌。

478．库欣病的病人可以怀孕吗？

库欣病病人可以怀孕但不容易怀孕。因病人除ACTH增多导致糖皮质激素分泌增多外，可能还有甲状腺激素、性激素等异常，糖皮质激素分泌增多症容易导致高血压、糖尿病、肥胖、继发性性腺功能紊乱等症状。

库欣病病人即使怀孕，流产、死胎的风险也较高。建议手术处理垂体腺瘤后，解除垂体腺瘤的高分泌状态，临床症状在一定程度上缓解后，再做怀孕准备。

（吕秋菊　刘欢　肖屹　冉兴无）

第五节　席汉氏病

479．什么是腺垂体功能减退症？

垂体或下丘脑的多种病损可累及垂体前叶的内分泌功能，当垂体的全部或大部分被破坏后，产生一系列内分泌腺功能减退表现，主要累及的靶腺为性腺、甲状腺及肾上腺皮质，临床上称为腺垂体功能减退症，有时也称为垂体前叶功能减退症。属于下丘脑-垂体轴功能减退的一大类疾病。

480. 什么是席汉氏病？

席汉氏病是因孕妇产后大出血导致垂体缺血性坏死引起的腺垂体功能减退症，又称席汉氏综合征。具体临床表现参见第483题。

481. 孕妇分娩后会发生席汉氏病吗？原因是什么？

孕妇分娩后确实可能发生席汉氏病，主要见于有产后大出血的孕妇。

席汉氏病发生的原因如下：怀孕期间，由于妊娠的影响，孕妇的垂体增生肥大，血供丰富。分娩后，孕妇怀孕期间的身体内环境和激素水平改变，垂体增生肥大的原因突然消失，若此时孕妇分娩时出现大出血，腺垂体血流供应会突然减少，垂体血供几乎中断，此时，腺垂体因缺血而发生坏死，分泌功能降低，从而导致席汉氏病。

482. 如何降低孕妇产后发生席汉氏病的风险？

通过积极、周全的孕前检查、孕期随访和分娩时孕妇情况的评估来预防和降低产时产后大出血，从而降低席汉氏病的发生率。

主要需做好以下准备工作来降低孕妇产后发生席汉氏病的风险：

（1）做好孕前准备，有基础疾病的育龄期妇女应在医生指导下备孕，使机体在准备充分的情况下怀孕。如有条件，可行腺垂体功能检查，排除孕前就存在腺垂体功能低下；

（2）孕期定期随访，及早纠正可能影响产程的疾病，避免发生血压、血糖过低、过高等波动较大的情况，避免发生胎位异常、巨大胎儿、骨盆畸形等可能导致产时大出血的问题；

（3）若估计分娩时遇到的临床情况比较多、复杂，建议到技术条件较好的医院就诊，减少分娩时发生大出血的风险。

483．产后的女性出现哪些情况提示患有席汉氏病？

生产后的女性如出现以下异常情况，提示可能患有席汉氏病：

（1）产后乳汁少或无乳汁（泌乳素减少所致）；

（2）产后月经稀少甚至闭经，毛发脱落，性欲减退等（性激素分泌减少）；

（3）产后皮肤弹性变差、水肿、怕冷、乏力、纳差、体重增加、毛发稀疏、神情淡漠、记忆力减退、反应迟钝等（甲状腺激素分泌减少）；

（4）产后虚弱、无力、恶心呕吐、消瘦、低血压、易感染、低钠低氯、低血糖甚至休克等（肾上腺皮质激素分泌减少）；

（5）产后肤色变浅，以乳晕及会阴部为主（促黑素不足）；

（6）产后感觉精力差，对劳累、生病、手术等耐受能力差，易发生低血糖、低体温、高热、循环衰竭、水中毒等危象。

当出现以上情况时，应立即到内分泌专科就诊，明确有无席汉氏病。

484．席汉氏病容易漏诊误诊吗？

席汉氏病症状不典型，非常容易漏诊误诊。到内分专科就诊和治疗的病人常常病情较严重、有的甚至已经达到需要抢救治疗的程度。一部分病人因为被误诊被收入非专科病房不能得到专科治疗。

485．为什么席汉氏病容易漏诊误诊？

席汉氏病漏诊误诊的主要原因如下：

（1）病人和家属在孕前和孕期未获得席汉氏病的相关健康教育，无法自我识别该疾病的一些早期重要症状。席汉氏病最早的临床症状是孕妇生产后泌乳减少或无乳、性欲低下、月经量少或闭经等症状。这些症状病人容易忽略，或羞于向医生述说。

（2）席汉氏病的临床症状出现缓慢和隐匿。该疾病病人除上述早期出现的症状外，其余临床表现可能不突出，有些临床症状甚至在数年或数十年后才能出现。

（3）席汉氏病的临床症状不具有特殊性。比如体弱、精力不旺盛、乏力、食欲下、头昏、恶心、呕吐等症状，可能长期被当成"胃病"或"体质差"来治疗。

（4）席汉氏病的相关宣传教育应在产科宣教或基层妇幼机构优生优育宣教工作中完成。

486. 发生席汉氏病的高危人群是哪些?

发生席汉氏病的高危人群有：

（1）有确切产时或产后大出血史，尤其是合并有休克、输血和积极输液抢救的病人。

（2）有难产史、多胎分娩史、有死胎、多胎、月份较大的胎儿引产手术史，尤其是引产过程中有明显阴道出血者。

存在以上几种情况的女性需要重点医学监测席汉氏病的发生。

487. 席汉氏病病人内分泌功能检查结果有哪些异常?

席汉氏病主要由于垂体激素分泌不足引起，其内分泌功能检查结果常表现为：

（1）垂体甲状腺功能检查提示TSH、TT3、TT4、FT3、FT4均降低；

（2）垂体肾上腺功能提示ACTH缺乏、皮质醇降低；

（3）GH、LH、FSH、PRL低于正常；

（4）有条件的医院可行动态实验：GH分泌刺激试验、TSH兴奋试验、TRH兴奋试验、ACTH兴奋试验、CRH兴奋试验等以判断垂体储备功能或明确病变位置；

（5）其他：血常规及生化检查，病人可有不同程度的贫血、低钠低氯，血钾正常或偏高，血糖多偏低。

488. 席汉氏病能治愈吗？

从医学上来说，席汉氏病的大部分病人是不能治愈的，需要终身治疗，补充患者所缺乏激素，治疗后能明显改善病人的生活质量。主要的治疗药物为糖皮质激素、甲状腺素和性激素。性激素缺乏和补充糖皮质激素的病人，根据实际情况可以酌情补充钙剂等预防骨质疏松症。

虽然席汉氏病不可治愈，但如果患者及早发现病情，长期补充合适剂量的激素，是可以基本达到正常人的生活状态的。

489. 确诊席汉氏病后该怎么治疗？治疗中应该注意哪些问题？

席汉氏病的治疗原则是替代治疗。一般使用激素补充治疗。

激素补充治疗的顺序依次是肾上腺素皮质激素、甲状腺激素、性激素及其他，激素补充的顺序与临床表现出现的顺序刚好相反。

甲状腺激素及性激素补充剂量是否达标，可定期查垂体甲状腺轴激素与性激素，肾上腺皮质激素的补充如果不是以氢化可的松替代，血皮质醇水平不能作为药物补充剂量是否达标的依据，还需根据临床表现如精神食欲情况、面容体型变化、体重改变、皮肤颜色改变等，并结合实验室检查如血糖、钠钾氯水平等综合判断。

注意席汉氏病病人需终身补充激素治疗，不可随意或擅自停药，在机体发生严重感染、重大疾病等应激情况时肾上腺皮质激素的剂量可能需要增加，需到医院就诊，以免延误病情。

490. 席汉氏病对生活质量有影响吗？可以再怀孕吗？

席汉氏病对病人的生活质量影响较大。病人可能逐渐出现性欲减退、毛发脱落、精神食欲差、反应差、记忆力减退、抵抗力低、易发生低血糖和休克等。

席汉氏病病人只要及时补充所缺乏的激素，病情就可以得到很好的控制，生活质量与常人接近。因此，在激素补充适量的基础上，病人可能再次怀孕。

由于妊娠期间胎盘产生的多种激素可以促进垂体组织增生，使垂体功能部分恢复，所以鼓励席汉氏病的妇女再次怀孕，但是此类患者妊娠和分娩的并发症明显增多，因此属于高危孕妇。

491. 席汉氏病病人再怀孕应该注意哪些问题？

席汉氏病病人因缺乏肾上腺素皮质激素、甲状腺激素、性激素等相关激素，需要长期服用激素替代治疗。糖皮质激素在妊娠期需求量可能增加，甲状腺激素的需求量在妊娠期间也可能增加，因此在妊娠期间应定期检测肾上腺素皮质激素、甲状腺激素、性激素等相关激素，由内分泌专科和产科专科医师根据检测结果决定孕期病人的激素替代量。同时也应注意，若出现向心性肥胖、皮肤痤疮、多毛、血压血糖升高等情况时，可能是激素替代过量的表现。

（吕秋菊　许丹　冉兴无）

第六节　空泡蝶鞍

492. 什么是空泡蝶鞍？

蝶鞍是垂体窝和鞍背的合称，垂体位于蝶骨的垂体窝中，空泡蝶鞍是指蛛网膜下隙从鞍隔与垂体柄相接处疝入蝶鞍内，并被脑脊液填充的临床

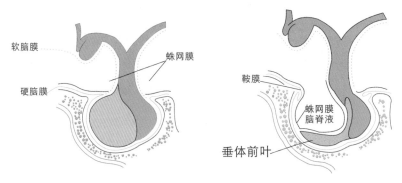

图39　正常垂体与空泡蝶鞍示意图（左：正常垂体）

现象。空泡蝶鞍使蝶鞍扩大、变形，垂体受压变扁；颅内压增高促进空泡蝶鞍的发生，临床表现主要为头痛，尚可伴有高血压、肥胖、内分泌功能紊乱和视力障碍，少数出现精神紊乱或脑脊液鼻漏，病人多因头痛进行蝶鞍CT、MRI检查时偶然发现。

493. 为什么女性容易发生空泡蝶鞍?

怀孕期间体内激素水平的变化，使得垂体明显增大，垂体窝处于紧张状态，甚至引起蝶鞍轻度扩大。怀孕停止后由于激素逐渐恢复到怀孕前，垂体缩小而产生空隙，因此，曾有妊娠史的女性容易出现空泡蝶鞍，但是不一定会影响激素分泌而产生症状。

494. 无症状的空泡蝶鞍病人备孕需要注意什么问题?

空泡蝶鞍病人若无症状或症状轻微，只要垂体前叶功能的评估正常，怀孕前可不予处理。但是要严密观察及随访，因为空泡蝶鞍引起的症状可能缓慢发生。

495. 有明显症状的空泡蝶鞍病人能怀孕吗?

空泡蝶鞍病人出现持续性头痛、进行性视力减退、脑脊液鼻漏等情况时不建议怀孕，应该立即进行手术。待手术后病情稳定再考虑怀孕。

（吕秋菊　李慧　许丹　冯静）

第七节　尿崩症

496. 什么是尿崩症? 其表现是什么?

尿崩症是指由于抗利尿激素（AVP）合成、分泌不足，或肾脏对AVP反应缺陷，或AVP降解过快而引起的一组临床综合征。主要表现为烦渴、多饮、多尿和低渗透压尿。病变在下丘脑-神经垂体者称为中枢性尿崩，病变在肾脏者称为肾性尿崩。

正常人无口渴的情况下刻意饮水也可导致尿量增加、尿比重和尿渗透压下降，此为生理现象，不属于尿崩症范畴。

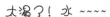

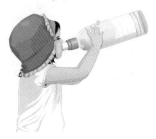

497. 什么是妊娠期尿崩症？其表现是什么？

妊娠期尿崩症是指因为妊娠而引起的尿崩症，为怀孕期间罕见的并发症。患者在怀孕前已有尿崩症，或产后仍有永久性尿崩的情况不在此列。

妊娠期尿崩症的临床表现是：妊娠期间出现烦渴、多饮、多尿和低渗透压尿，妊娠结束后会逐渐减轻直至痊愈。许多相关文献又将这一临床表现称为妊娠期一过性尿崩症。其病因和发病机制目前尚不清楚。一般认为是AVP降解过多所致。治疗时予以AVP的疗效不佳，但对DDAVP有良好效果。（DDAVP：1-脱氨基-8-D-精氨酸血管升压素，为AVP衍生物，半衰期为AVP3倍，抗利尿活性比达3000：1）

498. 怀孕期间出现多饮、多尿就一定是妊娠期尿崩症吗？

怀孕期间出现多饮、多尿不一定是妊娠期尿崩症。多饮、多尿是许多疾病的表现，比如糖尿病、高尿钙血症、高渗性多尿、老年性多尿等均可表现为多饮、多尿。且怀孕期间由于逐渐增大的子宫的压迫，膀胱容积缩小，本来就可出现多尿的表现。

499. 妊娠期尿崩症如何诊断？

妊娠期尿崩症的诊断要点如下：

（1）特征性表现：妊娠期起病的低渗性多尿；

（2）普通AVP制剂无效而DDAVP有良好效果；

（3）分娩后症状逐渐减轻直至自愈。

因需观察分娩后是否可自愈的情况，所以此病在一定程度上为一个回顾性诊断。如果在孕期行垂体MRI无垂体柄增粗，普通AVP制剂疗效不佳，应考虑此病可能，这时可用DDAVP做诊断性治疗，如果效果显著则诊断基本成立。

500. 妊娠期尿崩症需要治疗吗？如何治疗？

如果能满足水的需求量，此病本身并不引起严重后果，症状轻者无需治疗。但频繁饮水及排尿可能影响孕妇的生活质量，还可能引起羊水过少，因此，对于症状较重的病人应该积极给予有效的治疗。

DDAVP是治疗妊娠尿崩症较为理想的药物。DDAVP剂型多样，可静脉、肌内、皮下注射，也可经鼻吸入或口服。成人一般每日经鼻给药2次，每次$5 \sim 10\mu g$，也可每日1次，剂量加倍；成人起始剂量为每次$50\mu g$，2次/天，以后根据情况调整。研究显示，治疗剂量的DDAVP对孕妇及胎儿是安全的。要注意分娩后病人体内血管加压素酶的活性迅速降低，可发生水中毒，所以产后应及时调整DDAVP剂量。噻嗪类利尿剂对此病有效，但效果欠佳，且长期使用易于引起电解质紊乱，因此较少使用。

（吕秋菊　刘欢　张知文·张晋）

‖ 主要参考文献 ‖

[1] 杨昱. 2013年美国内分泌学会多囊卵巢综合征诊疗指南解读 [J]. 中华内分泌代谢杂志, 2014. 30 (2) : 89-92.

[2] 中华医学会妇产科学分会内分泌学组. 多囊卵巢综合征的诊断和治疗专家共识 [J]. 中华妇产科杂志, 2008. 43 (7) : 553-555.

[3] 中华人民共和国卫生部疾病控制司. 中国成人超重和肥胖预防控制指南 (试行) [M]. 北京: 人民卫生出版社, 2003.

[4] 中华医学会妇产科学分会内分泌学组. 闭经诊断与治疗指南 (试行) [J]. 中华妇产科杂志, 2011. 46 (9) : 712-716.

[5] 中华医学会妇产科学分会妊娠期高血压疾病学组. 妊娠期高血压疾病诊治指南 (2015) [J]. 中华妇产科杂志, 2015. 50 (10) : 721-728.

[6] 中华医学会糖尿病学分会. 中国2型糖尿病防治指南 (2013) [J]. 中华糖尿病杂志, 2014. 6 (7) : 447-498.

[7] 中国高血压防治指南修订委员会. 中国高血压防治指南 (2010) [J]. 中华心血管病杂志, 2011. 39 (7) : 579-616.

[8] 王占辉, 刘彦君. 2013年美国妇产科学会临床管理指南——妊娠糖尿病临床实践公报解读. 中国医学前沿杂志 (电子版) [J], 2013. 5 (11) : 60-64.

[9] 高血压联盟, 国家心血管病中心, 中华医学会心血管病学分会等. 2014年中国高血压患者教育指南 (简明版) [J]. 中国循环杂志, 2014 (z2) : 131-140.

[10] 中华医学会妇产科学分会产科学组, 中华医学会围产医学分会妊娠合并糖尿病协作组. 妊娠合并糖尿病诊治指南 (2014) [J]. 中华妇产科杂志, 2014. 49 (8) : 561-569.

[11]中华医学会妇产科学分会产科学组. 孕前和孕期保健指南（第1版）[J]. 中华妇产科杂志, 2011. 46（2）：150-153.

[12]廖二元. 内分泌代谢病学（第3版）[M]. 北京：人民卫生出版社, 2012.

[13]阎雅更. 糖尿病食谱[M]. 黑龙江：黑龙江科学技术出版社, 2006.

[14]严锴. 糖尿病饮食与防治[M]. 北京：华龄出版社, 2007.

[15]邵肖梅, 叶鸿瑁, 丘小汕. 实用新生儿学（第4版）[M]. 北京：人民卫生出版社, 2011.

[16]曹缵孙, 苟文丽. 现代围产医学[M]. 北京：人民卫生出版社, 2000.

[17]中华医学会糖尿病学分会. 中国1型糖尿病诊治指南[M]. 北京：人民卫生出版社, 2012.

[18]焦广宇, 蒋卓勤. 临床营养学[M]. 北京：人民卫生出版社, 2010.

[19]孟雅娟. 妊娠期糖尿病的防治[M]. 河北：河北科学技术出版社, 2007.

[20]中华医学会妇产科学会产科学组, 中华医学会围产医学分会妊娠合并糖尿病协作组. 妊娠合并糖尿病临床诊断和治疗推荐指南[J]. 中华围产医学杂志, 2010. 10（8）：310-312.

[21]中华医学会内分泌学分会. 高尿酸血症和痛风治疗的中国专家共识[J]. 中华内分泌代谢杂志, 2013. 29（11）：913-920.

[22]张雨薇. 妊娠期甲状腺功能异常最新指南解读[J]. 实用妇产科杂志, 2015. 31（12）：899-902.

[23]中华医学会内分泌学分会《中国甲状腺疾病诊治指南》编写组. 中国甲状腺疾病诊治指南—甲状腺疾病的实验室及辅助检查[J]. 中华内科杂志, 2007. 46（8）：697-702.

[24]中华医学会内分泌学分会《中国甲状腺疾病诊治指南》编写组. 中国甲状腺疾病诊治指南—碘缺乏病[J]. 中华内科杂志, 2008. 47（8）：689-690.

[25]吴红花. 2011年美国甲状腺学会"妊娠和产后甲状腺疾病诊断与治疗指南"摘编[J]. 中华围产医学杂志, 2013. 16（2）：107-110.

[26]中华医学会内分泌学分会《中国甲状腺疾病诊治指南》编写组. 甲状腺疾病诊治指南—甲状腺功能减退症[J]. 中华内科杂志, 2007. 46(11): 967-971.

[27]李春睿, 徐书杭, 刘超. 2014年欧洲甲状腺学会关于孕妇与儿童亚临床甲状腺功能减退指南的解读[J]. 中华内分泌代谢杂志, 2015. 31(3): 201-204.

[28]中华医学会儿科学分会内分泌遗传代谢学组, 中华预防医学会儿童保健分会新生儿疾病筛查学组. 先天性甲状腺功能减低症诊疗共识[J]. 中华儿科杂志, 2011. 49(6): 421-424.

[29]叶红英. 围孕、产期女性甲状腺疾病的诊治—以相关指南为基础的临床实践[J]. 上海医药, 2015(7): 3-5, 35.

[30]中华医学会内分泌学会《中国甲状腺疾病诊治指南》编写组. 中国甲状腺疾病诊治指南—甲状腺结节[J]. 中华内科杂志, 2008. 47(10): 867-868.

[31]中华医学会内分泌学分会《中国甲状腺疾病诊治指南》编写组. 中国甲状腺疾病诊治指南—甲状腺功能亢进症[J]. 中华内科杂志, 2007. 46(10): 876-882.

[32]张慧丽. 关于"妊娠期甲状腺功能亢进症诊治指南"的解读[J]. 中国实用妇科与产科杂志, 2012(08): 561-565.

[33]中华医学会内分泌学分会《中国甲状腺疾病诊治指南》编写. 中国甲状腺疾病诊治指南—甲状腺炎[J]. 中华内科杂志, 2008. 47(9): 784-788.

[34]商铁刚. 美国甲状腺协会妊娠期和产后甲状腺疾病的诊断和治疗指南[J]. 国际内分泌代谢杂志, 2011. 31(5): 353-356.

[35]蒋宁一等. 131I治疗Graves甲亢专家共识(2010)[J]. 中华核医学杂志, 2010. 30(5): 346-351.

[36]高血压联盟, 国家心血管病中心, 中华医学会心血管病学分会等. 2014年中国高血压患者教育指南(简明版)[J]. 中国循环杂志, 2014(z2): 131-140.

[37]中华医学会内分泌学分会, 中华医学会围产医学分会. 妊娠和产后甲状腺疾病诊治指南[J]. 中华内分泌代谢杂志, 2012. 28(5): 354-371.

［38］潘洁敏. Addison病合并妊娠［J］. 中华内分泌代谢杂志, 2008. 24（5）：578–580.

［39］Suri, D. Assessment of adrenal reserve in pregnancy: defining the normal response to the adrenocorticotropin stimulation test［J］. J Clin Endocrinol Metab, 2006. 91（10）：3866–3872.

［40］Oh, H. C. A case of ACTH-producing pheochromocytoma associated with pregnancy［J］. Endocr J, 2003. 50（6）：739–744.

［41］Buescher, M. A. Cushing syndrome in pregnancy［J］. Obstet Gynecol, 1992. 79（1）：130–137.

［42］Kita, M. Cushing's syndrome in pregnancy: report of a case and review of the literature［J］. Hormones（Athens）, 2007. 6（3）：242–246.

［43］Ambrosi, B. Diagnosis and management of Addison's disease during pregnancy［J］. J Endocrinol Invest, 2003. 26（7）：698–702.

［44］Cabassi, A. Eplerenone use in primary aldosteronism during pregnancy［J］. Hypertension, 2012. 59（2）：e18–9.

［45］Lyman, D. J. Paroxysmal hypertension, pheochromocytoma, and pregnancy［J］. J Am Board Fam Pract, 2002. 15（2）：153–158.

［46］Morton, A. Primary aldosteronism and pregnancy［J］. Pregnancy Hypertension: An International Journal of Women's Cardiovascular Health, 2015. 5（4）：259–262.

［47］Matsumoto, J. Primary aldosteronism in pregnancy［J］. J Nippon Med Sch, 2000. 67（4）：275–279.

［48］Riester, A. Progress in primary aldosteronism: mineralocorticoid receptor antagonists and management of primary aldosteronism in pregnancy［J］. Eur J Endocrinol, 2015. 172（1）：R23–30.

［49］陈蔚琳. 继发于肾上腺腺瘤的库欣综合征孕期诊治［J］. 中华围产医学杂志, 2009. 12（5）：378–379.

［50］中华医学会内分泌学分会. 库欣综合征专家共识（2011）［J］. 中华内

分泌代谢杂志, 2012. 28（2）: 96-102.

[51]李秋玲. 嗜铬细胞瘤合并妊娠的研究进展[J]. 医学综述, 2008. 14（16）: 2454-2456.

[52]姚泰. 生理学[M]. 北京: 人民卫生出版社, 2005.

[53]段文若. 内分泌科合理用药问答[M]. 北京: 人民卫生出版社, 2012.

[54]刘新民. 实用内分泌学[M]. 北京: 人民军医出版社, 2004.

[55]叶任高, 陆再英. 内科学[M]. 北京: 人民卫生出版社, 2006.

[56]刘兴会, 何镭. 妊娠合并皮质醇综合征的诊治[J]. 中国实用妇科与产科杂志, 2010. 26（6）: 434-436.

[57]史轶蘩. 协和内分泌和代谢学[M]. 北京: 北京科学出版社, 1999.

[58]The Endocrine Society. Pheochromocytoma and paraganglioma: an endocrine society clinical practice guideline[J]. Clin Endocrinol Metab. 2014. 99（6）: 1915-1942.

[59]范铭锦, 谢文刚. 妊娠合并嗜铬细胞瘤的研究进展[J]. 中国现代医生, 2013. 51（3）: 33-35.

[60]曾正陪. 原发性醛固酮增多症临床实践指南解读[J]. 中国实用内科杂志, 2010. 30（1）: 29-31.

[61]中华医学会神经外科学分会, 中华医学会妇产科学分会, 中华医学会内分泌学分会. 高催乳素血症诊疗共识[J]. 中华医学杂志, 2011. 91（3）: 147-154.

[62]中国垂体腺瘤协作组. 中国垂体催乳素腺瘤诊治共识（2014）[J]. 中华医学杂志, 2014. 94（31）: 2406-2411.

[63]中国垂体腺瘤协作组. 中国垂体腺瘤外科治疗专家共识[J]. 中华医学杂志, 2015. 95（5）: 324-329.

[64]中华医学会内分泌学分会, 中华医学会神经外科学分会, 中国垂体腺瘤协作组. 中国肢端肥大症诊治指南（2013）[J]. 中华医学杂志, 2013. 93（27）: 2106-2111.

[65]陈灏珠. 实用内科学[M]. 北京: 人民卫生出版社, 2013.

［66］刘新民. 内分泌疾病鉴别诊断与治疗学［M］. 北京：人民军医出版社, 2009.

［67］J. Larry Jameson. 哈里森内分泌学［M］. 北京：人民卫生出版社, 2010.

［68］谢幸. 妇产科学（第八版）［M］. 北京：人民卫生出版社, 2013.

‖ 后记 ‖

经过一年多反复的推敲与修改，我们怀着激动与不安的心情迎来了《内分泌代谢疾病人群优生优育500问》的出版。

在临床工作中，我们常常面临这样一个群体，她们怀着宝宝，却患有与内分泌代谢相关的疾病，如糖尿病、临床或亚临床甲状腺功能亢进症或甲状腺功能减退症、肥胖、多囊卵巢综合征等。孕妈妈每次前来就诊，眼神中充满了对孩子和自己健康的担忧，同时也充满了对我们的信任。每当此时，我们都希望能用我们的专业知识、用我们的爱帮助她们，消除他们的恐惧和不安，让她们顺利的度过孕期，孕育出健康的宝宝。

近年来，妊娠合并内分泌代谢疾病的临床医学研究有了很大的进展和更多的循证医学证据，围产医学和内分泌代谢疾病的国际国内指南、专家共识都在不断的修订和更新，规范了临床医生对妊娠合并内分泌代谢疾病的诊断及治疗，使更多患有此类疾病的孕妇及胎儿的健康有了更好的保障。让更多的孕妇及胎儿获益，是我们出版这本书籍的初衷。

本书内容非常具有实用性和可操作性。编写过程中，主要参考了内分泌科代谢疾病最新专科专著、国内外指南、专家共识，同时也融入了所有编者们的临床工作经验的总结和结晶，本书大部分内容浅显易懂，插图生动，非常适合有相关需求的育龄期妇女及家属阅读，同时对基层内分泌科、产科和儿科医生也有一定的指导作用。希望我们的书籍给育龄期妇女带来福音。

　　本书中引用的相关文献在参考文献中均有详细标注，书中图表及插图均来源于乐山市人民医院内分泌科和四川大学华西医院内分泌科。本书的部分插图为自制图片，插图作者在编者中已详细介绍。尽管我们前期做了大量细致的工作，并在本书的准备及编写过程中，编委会进行了反复讨论与修订，但仍难免有一些错误和不妥之处，敬请广大读者和关心本书的同行专家批评指正。

张晋

2016年10月